AF297217

DES
RÉTENTIONS D'URINE

ET DU VÉRITABLE MOYEN

DE SE GUÉRIR SOI-MÊME DE CES MALADIES , PAR
L'USAGE DES BOUGIES ÆDALIQUES;

Par P.-J. LIOULT,

Docteur en chirurgie de l'Université de Paris, ex-chirurgien en chef
d'hôpitaux militaires et de vénériens ; chirurgien breveté et pen-
sionné du gouvernement, ex-professeur de maladies vénériennes.

Cinquième Édition

REVUE, CORRIGÉE ET CONSIDÉRABLEMENT AUGMENTÉE.

<hr>

PRIX : 4 FRANCS.

<hr>

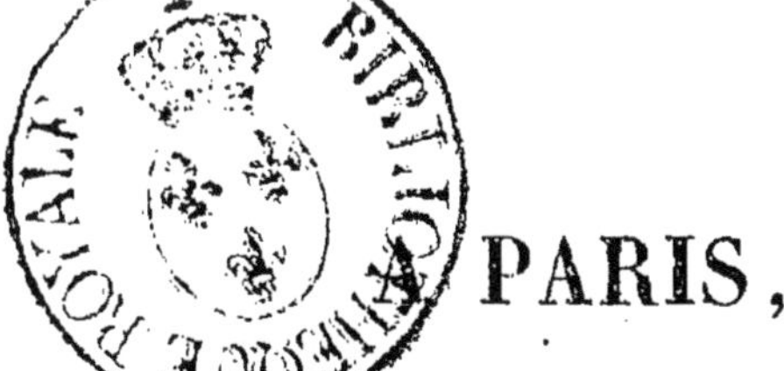

A PARIS,

Chez
L'AUTEUR, rue de l'Echelle-St-Honoré, n. 13 :
BAILLIÈRE, rue de l'Ecole de Médecine, n. 13 *b*.

1830.

Cet ouvrage, pour être reconnu, a besoin de la signature de l'auteur.

Paris, imprimerie de Gaultier-Laguionie, rue de Grenelle-Saint-Honoré, 55.

AVERTISSEMENT.

Dans les deux premières éditions de cet ouvrage, nous n'avions parlé que des *bougies œdaliques* (1), sans nous occuper des rétentions habituelles d'urine. Mais beaucoup de personnes étrangères à l'art de guérir, se demandaient, en voyant le titre de cet ouvrage, « Que sont les *bougies œdaliques*? à quoi « sont-elles bonnes?.... » et souvent on bornait là toutes ses recherches; c'est pourquoi nous avons cru devoir ajouter à cette cinquième édition, un aperçu des lésions du canal de l'urèthre, que nous combattons par l'usage de ces bougies. Les succès nombreux

-----

(1) OEdaliques vient du mot grec *œdaleon*, qui veut dire je me gonfle par l'humidité.

que le public a toujours obtenus, forment une autorité assez grande pour contrebalancer l'opinion des maîtres de l'art, qui n'admettaient dans le traitement du rétrécissement du canal de l'urèthre, qu'un soulagement momentané, et encore acheté par de grands sacrifices : quant à leur curabilité parfaite ils n'y croyaient pas. (Voyez la troisième observation, page 135.)

Aujourd'hui nous pouvons affirmer, d'après les nombreuses expériences que mes confrères ont faites, lesquelles ont toujours été suivies d'un plein succès, que non seulement l'usage des *bougies œdaliques* est un moyen infaillible de guérir les rétrécissemens du canal de l'urèthre, mais encore que c'est le moyen le plus doux, le plus facile dans l'exécution, et celui qui fait courir le moins de dangers aux malades.

DES
RÉTENTIONS D'URINE
EN GÉNÉRAL.

CHAPITRE PREMIER.

Les rétentions habituelles d'urine sont de-
venues si fréquentes, et de tout temps elles
ont été reconnues pour être si difficiles à
guérir, qu'il n'est pas surprenant que quatre
éditions d'un ouvrage qui traite de cette
maladie aient été épuisées en très peu de
temps.

Les accidens très graves qui accompagnent
ces maladies, et leur multiplicité, ont dû exciter l'émulation de ceux qui se livrent à leur
traitement; c'est pourquoi l'on a vu les anciens
et les modernes proposer un si grand nombre de moyens pour les combattre; parmi
ces derniers, et de nos jours, l'on a vu M. Ducamp nous proposer sérieusement une méthode déjà employée en Angleterre, et qui

consiste dans l'usage des caustiques introduits dans le canal de l'urèthre, dans l'intention de détruire et enlever les obstacles qui peuvent s'opposer au passage des urines; et particulièrement des prétendues carnosités que les célèbres Desault et Bichat n'ont pu découvrir, et que, malgré le grand nombre d'autopsies que nous avons faites sur des sujets morts à la suite de rétention d'urine, nous n'avons pas pu reconnaître. Ce moyen, usité long-temps avant Hunter, a été perfectionné par ce célèbre médecin, qu'il l'a mis à l'épreuve pendant huit à dix ans; mais les inconvéniens qui en sont inséparables le forcèrent à l'abandonner. Après lui, MM. Wilson et Ch. Bell, autres médecins anglais, remirent de nouveau ce moyen en usage, et furent bientôt obligés d'y renoncer, lorsque M. Ducamp nous l'importa d'Angleterre en France avec des perfectionnemens; mais qui ne connaît les vives douleurs que fait toujours éprouver au malade l'emploi de ce moyen, la grande gêne qu'il lui impose; et surtout les suites fâcheuses de l'usage des injections irritantes, et de l'introduction des caustiques dans le canal de l'urèthre, quand on arrive

près du col de la vessie ! Qui pourrait nier l'inconvénient majeur qu'a l'emploi de ce dernier
moyen, qui est de ne pas borner son action au
canal seulement dans lequel on l'introduit,
mais déterminer qui peut par continuité des
tissus l'inflammation toujours dangereuse de
la vessie ? Ces accidens, et plus que tout cela,
son inefficacité dans le plus grand nombre
des cas, ont de beaucoup refroidi le zèle
de ses partisans. Les Anglais y ont renoncé,
et très peu de Français s'en servent aujour-
d'hui; et le petit nombre de ces derniers ne
peut tarder d'y renoncer aussi.

Enfin, il est certain que le siége ordinaire
de ces rétentions est dans la région pros-
tatique du canal, et qu'il serait imprudent et
même dangereux d'y faire pénétrer un caustique quelconque, d'où il suit qu'on ne peut
s'en servir sans exposer les malades à des
dangers très grands, et que malgré toutes
les précautions possibles on applique souvent
le remède à côté du mal.

D'après le brillant exposé fait par feu M. Pelletan père, ancien professeur de l'école royale
de chirurgie de Paris, chirurgien en chef ho-
noraire de l'Hôtel-Dieu de la même ville, sur

les véritables causes des rétentions habituelles
d'urine , nous nous sommes occupé à chercher
la composition des bougies ne comportant pas
les inconvéniens qu'on a reprochés aux bougies
en général , et à chaque espèce en particulier, et qui, à cet avantage , joignissent celui
de dilater le canal à la manière du coin, en
les introduisant, comme le font les bougies
de gomme élastique, et celui de se gonfler dans
le canal , lorsqu'elles y sont introduites comme
le font nos bougies œdaliques (1) ; c'est pourquoi nous leur avons donné une forme convenable pour que leur introduction soit facile,
et à l'abri de toute espèce de danger, et pour
qu'elles puissent se faire sans causer au malade
la moindre douleur, afin que ce dernier puisse
se les introduire lui-même , et sans être forcé
de recourir à des mains étrangères.

La dilatation du canal est regardée comme
la meilleure méthode de traiter les rétentions
d'urine, dilatation vers laquelle tous les médecins ont dirigé leurs efforts et qui est celle que
M. Pelletan nous avait indiquée en conseillant
l'usage des bougies de cordes à boyau; la ques-

(1) Œdaliques, mots tirés du grec, οιδαλιος οιδεω ; je me
goufle par l'humidité. S.

tion importante à examiner est celle de savoir si l'on doit opérer cette dilatation brusquement et de vive force , ou si l'on doit opérer lentement et par degré; MM. Pelletan, Desault, Chopart, etc., disent qu'il ne faut pas recourir à l'introduction forcée des bougies ou des sondes, tant que le malade rend encore des urines, parce que cette introduction forcée de la bougie cause de vives douleurs, détermine un gonflement inflammatoire qui augmente la difficulté d'uriner, et qu'il expose l'opérateur à faire de fausses routes, ainsi que cela est arrivé très souvent, d'où il est démontré que la dilatation lente est la seule qui soit indiquée dans ce cas; mais elle doit être pratiquée suivant notre méthode, indiquée page 96 et suivantes de notre ouvrage.

Une longue expérience nous a démontré la grande supériorité de l'emploi de notre méthode et de nos bougies, sur toutes celles qu'on a proposées jusqu'à ce jour; elle nous a fait reconnaître aussi quelques inconvéniens auxquels nous nous sommes empressé de remédier par diverses améliorations que nous y avons ajoutées.

L'emploi de nos bougies remonte à plus de

quarante ans ; c'est après en avoir fait plusieurs essais, qu'en novembre 1800, nous avons présenté et lu, à la Société de médecine de Paris , présidée par M. Bourdois-de-Lamotte aujourd'hui médecin - consultant du roi, un mémoire(1) sur un épanchement d'urine dont les accidens étaient très graves; cet épanchement avait été produit par plusieurs crevasses du canal de l'urèthre, par lesquelles coulait une partie de l'urine et du pus qui s'infiltraient dans les bourses, et le tissu cellulaire de toutes les parties voisines, ce qui les avait horriblement distendues et déformées.

Ces accidens avaient été précédés d'une longue rétention habituelle d'urine qui, d'abord peu incommode, avait augmenté progressivement pendant huit ans jusqu'à interrompre presque totalement le cours des urines; dans les derniers momens de la maladie, le malade n'urinait que goutte à goutte, éprouvait de très vives douleurs, et faisait de violens efforts pour uriner, ce qui avait produit les crevasses du canal; de là épanchement et tous les accidens

(1) C'est le sujet de notre première observation. Voyez pages 113 et suivantes.

auxquels nous fûmes appelé à remédier. Au moment où le malade réclama nos soins, il était âgé de cinquante et un ans, d'une assez forte complexion, mais épuisé par la longueur et la violence du mal; il était en outre affecté d'une ancienne syphilis, qui se manifestait par un écoulement habituel très abondant et par des douleurs ostéocopes violentes et très prononcées.

Malgré l'état malheureux où le malade se trouvait réduit, et malgré l'ancienneté de la maladie, par suite des soins que nous lui avons donnés, nous sommes parvenu à le guérir radicalement en deux mois et demi, seulement par l'usage de nos bougies pour les maladies du canal de l'urèthre, et par l'usage de notre rob anti-syphilitique pour la syphilis (1).

Ne voulant pas suivre l'exemple de ces médecins qui, sous le prétexte d'être obligés de taire le nom de leur malade, fabriquent des observations rendant compte de guérisons miraculeuses, nous avons soumis notre mémoire à la seule autorité compétente qui existât alors (2); nous lui avons donné le nom et

(1) Voyez la manière de faire usage de ce rob, page 168.
(2) La Société de médecine de Paris.

l'adresse du malade, avec l'invitation de vérifier les faits, en la prévenant que nous étions autorisé par le malade à le faire visiter par ceux des membres de la Société qu'il lui plairait de désigner, ne voulant rien offrir qui ne soit bien constaté; nous ne parlerons pas des nombreuses expériences faites tant par nous que par nos confrères, suivies constamment des plus heureux résultats; nous dirons seulement qu'il n'est pas de rétention d'urine, à quelque degré de rétrécissement qu'elle soit parvenue, qui résiste à l'emploi méthodique de nos bougies œdaliques, et qu'ainsi que nous l'avons déjà dit, elles remplacent avec beaucoup d'avantages toutes les autres bougies, et que leur emploi est exempt de tous les inconvéniens qu'on a reprochés aux autres bougies.

C'est aux leçons d'un célèbre professeur de l'école de Paris, que nous avons puisé les notions nécessaires sur la composition et les effets de nos bougies; c'est au lit même des malades que nous en avons apprécié et expérimenté les effets. Notre éducation médicale s'est faite dans les hôpitaux vénériens; c'est là que nous avons acquis les connaissances nécessaires pour bien connaître et bien traiter ces maladies. C'est comme élève de l'hôpital de Bicêtre, qui aujourd'hui est remplacé par l'hospice du Midi, dit des Capucins, que nous avons commencé nos études, sous les ordres de M. Culerier oncle, M. Lebrun et M. Philipe. C'est après avoir remporté l'un des prix de l'école-pratique, à l'école royale de chirurgie de Paris, en 1792, que nous avons passé, en qualité d'aide-major, à l'armée du Rhin, sous les ordres de M. Dupont et M. Lombard, et enfin nous avons été nommé, par le conseil de santé près le ministère de la guerre, chirurgien en chef des hôpitaux militaires des vénériens et galeux dans l'armée de l'intérieur, sous les ordres de MM. Vergès chirurgien, Bourdois-de-Lamotte médecin, et Flamand pharmacien.

Ainsi, c'est le résultat d'un long et pénible travail ; et le fruit d'un grand nombre d'expériences que nous offrons au grand nombre de malades qui sont affectés de cette cruelle maladie, et que nous faisons connaître aux médecins et aux chirurgiens qui s'occupent de la traiter.

CHAPITRE II.

Des Rétentions d'urine qui ont leur siége dans le canal de l'uréthre.

L'on entend par rétention d'urine cette maladie où le cours de ce fluide est arrêté ou suspendu, n'importe par quelles causes et quel que soit le point occupé par *l'obstacle* dans les longs et nombreux canaux que l'urine est obligée de parcourir pour arriver des reins, où elle est sécrétée, au méat urinaire qui la transmet au dehors. D'après cela, il est facile de s'imaginer de combien d'espèces sont les obstacles qui peuvent en arrêter le cours, et dans quels points de ces canaux ces obstacles peuvent avoir leur siége.

Si nous avions pour but de publier un traité complet des maladies des voies urinaires, nous examinerions ces maladies sous leurs divers rapports, et nous parlerions d'une maladie tout - à - fait opposée à celle qui nous occupe, quoique se montrant bien plus rarement ; nous voulons dire celle que l'on désigne sous le nom d'*incontinence d'urine* ; dans cette maladie les urines coulent malgré les efforts du malade pour les retenir, et d'autres fois sans qu'il s'en aperçoive.

Notre intention n'étant, pour le moment, que de nous occuper des rétentions habituelles, nous renvoyons nos lecteurs à l'excellent traité des maladies des voies urinaires, publié à Paris en l'an VII, par Xavier Bichat, d'après le Journal de Chirurgie de son célèbre maître P. J. Desault, chirurgien en chef de l'Hôtel-Dieu de Paris.

Nous engagerons même les jeunes praticiens qui désirent se vouer au traitement de ces maladies à se le procurer et à le méditer.

Les causes qui produisent le plus souvent les rétentions habituelles d'urine sont, à très peu d'exceptions près, le gonflement variqueux du bulbe de l'urèthre et des membranes du tissu caverneux qui entre dans la composition de son canal ; l'on en rencontre quelques unes produites par des brides et cicatrices que les gonorrhées violentes laissent à leur suite, et par l'engorgement de la prostate, glande située au-dessous et près du col de la vessie ; enfin la vieillesse peut encore être la cause de ces maladies.

Les maladies des voies urinaires, et surtout les rétentions d'urine, étaient très rares avant l'importation de la syphilis en Europe; c'est pourquoi les anciens n'en ont parlé que très peu, et dans quelques fragmens isolés; ils n'ont cité que quelques faits épars, et quelques remèdes indiqués par eux; voilà tout ce qu'ils nous ont laissé sur ces maladies.

Mais l'occasion de les voir leur manquait, et ce n'est que depuis l'époque que nous venons d'indiquer, qu'elles se multiplièrent beaucoup, et que les praticiens, après s'être livrés au traitement de la syphilis, s'occupèrent enfin de ses suites.

Un grand nombre d'ouvrages sur la gonorrhée et sur les diverses méthodes de la traiter, furent publiés; mais presque tous ne parlaient que de la maladie actuellement existante et non de ses suites, particulièrement les rétrécissemens du canal de l'urèthre. Cependant ces maladies devinrent si fréquentes et accompagnées d'accidens si graves, que l'on fut bien forcé d'en étudier les accidens et la marche, et de chercher les moyens d'y remédier.

La chirurgie française, vers le milieu du dernier siècle, protégée par Louis XV, exercée par des hommes du premier mérite, était dans toute sa splendeur. A peine affranchie des entraves dont on l'avait entourée jusqu'alors, elle témoigna sa reconnaissance en s'occupant d'un fléau qui enlevait un grand nombre de malades après leur avoir fait éprouver les plus vives douleurs.

C'est vers ce temps que les rétentions d'urine, qui jusque-là semblaient être restées dans le domaine du charlatanisme, excitèrent le zèle et les lumières des savans. Des recherches multipliées furent faites par les hommes instruits de l'Italie, de l'Angleterre et de la France, tant sur la vraie cause des rétentions habituelles d'urine, que sur les moyens d'y remédier. Aux nombreuses recettes de mèches et bougies emplastiques, aux applications extérieures d'emplâtres et de cataplasmes, succédèrent les bougies de *Daran;* l'on fut bientôt convaincu que les bons effets qu'elles produisaient quelquefois, étaient dus non pas aux substances caustiques qui entraient dans leur composition, mais bien à la dilatation du canal de l'urèthre par ces bougies qui agissaient en manière des coins. Dès lors on reconnut que la dilatation du canal et l'écoulement de l'urine par une algalie ou sonde restée en place, étaient les **deux objets** essentiels qu'il fallait obtenir pour guérir les rétentions : c'était, à n'en pas douter, un très grand pas de fait vers la perfection, que d'avoir ainsi établi la marche à suivre dans le traitement de ces maladies.

Les sondes d'argent furent d'abord mises en usage, mais leur raideur, leur poids et la gêne qu'elles faisaient supporter aux malades, la très grande difficulté qu'on éprouvait à les introduire, et le danger si grand d'opérer une fausse route si l'on voulait employer un certain degré de force pour les faire avancer dans l'intérieur du canal ; tous ces inconvéniens rendaient cette ressource très difficile et faisaient désirer à la chirurgie un moyen aussi sûr et bien moins dangereux pour arriver aux mêmes résultats.

Les bougies et les sondes en gomme élastique furent découvertes ; dès ce moment, les gens de l'art purent espérer d'atteindre ce que jusqu'alors ils n'avaient fait qu'entrevoir. Ces bougies et ces sondes sont souples, flexibles et légères ; elles sont propres à *suivre* toutes les courbures et les sinuosités du canal de l'urèthre. Par leur confection, elles sont légères et non cassantes, pourvues d'un certain degré de roideur, suffisante pour résister aux efforts qu'on fait pour les introduire et leur faire parcourir le canal; mais cette raideur n'est pas portée au même degré que dans les sondes d'argent; elles ne peuvent pas percer les parois du canal, et par conséquent faire de fausses routes.

Les grands avantages que présente l'usage de ces bougies et de ces sondes firent abandonner tous les autres moyens, excepté les sondes d'argent dont MM. Desault et Pelletan avaient acquis une telle habitude de s'en servir, qu'ils parvenaient presque constamment et sans danger à les faire pénétrer jusque dans la vessie.

Comme il n'est pas facile de trouver souvent des mains aussi habiles et aussi exercées que celles de ces célèbres professeurs, c'est peut-être la raison pour laquelle l'on fait peu d'usage des sondes d'argent, et qu'on leur préfère celles en gomme élastique qui, à très peu de chose près, réunissent tous les avantages des premières, et sont exemptes de beaucoup de leurs inconvéniens.

L'usage suivi de ces bougies, et observé

avec attention par les bons praticiens, les a mis à portée de constater d'une manière précise que les meilleurs moyens de guérir les rétentions habituelles d'urine, étaient la compression aidée d'une légère inflammation. Ils ont vu qne les bougies en gomme élastique, en agissant à la manière de coin, écartaient les parois intérieures du canal de l'urèthre l'une de l'autre, en opérant une compression de dedans en dehors, et que la présence de ces corps étrangers y déterminait une légère inflammation ; et qu'en agissant avec précaution, ces praticiens parvenaient à chaque introduction d'une bougie très fine à faire pénétrer cette dernière un peu plus avant dans l'intérieur du canal, et arrivaient jusque dans la vessie.

Alors aussitôt qu'ils avaient obtenu ce résultat, ils abandonnaient les bougies très fines, pour en employer d'un peu plus grosses ; qu'ils parvenaient par degrés à porter à une telle grosseur, qu'elles remplissaient toute la capacité du méat urinaire, et qu'elles avaient de trois à quatre lignes de diamètre, qui est le *maximum* de son étendue ; après cette opération le jet de l'urine reprenait son volume ordinaire, ce qui faisait penser que le malade était guéri.

L'on nous objectera peut-être que cette manière de traiter est longue, qu'elle est très assujétissante surtout pour les malades qui ne veulent ou ne peuvent pas s'introduire les bougies eux-mêmes; mais que l'on veuille bien ne pas oublier que les moyens adoptés dans cette méthode, conduisent à une guérison certaine, qu'ils sont sans aucun danger pour le malade, et que l'on ne lui fait éprouver que très peu de douleurs.

Si l'on rapproche maintenant les traitemens employés avant la découverte des bougies et des sondes de gomme élastique et des méthodes adoptées aujourd'hui par tous les grands praticiens, on ne sera plus étonné des grands progrès que l'art a faits dans cette partie; et la découverte de nos bougies œdaliques, en perfectionnant et en simplifiant l'usage des bougies en gomme élastique, ainsi que nous le démontrerons dans la suite de cet ouvrage, fait faire encore un grand pas vers la perfection du traitement des rétentions habituelles d'urine.

CHAPITRE III.

De la Rétention d'urine considérée comme suite des gonorrhées négligées ou mal traitées.

Les maladies de l'urèthre, qui font l'objet spécial dont nous voulons maintenant parler, sont les rétentions habituelles d'urine qui, produites le plus souvent par des gonorrhées syphilitiques négligées ou mal traitées, ne sont pas nécessairement la preuve de l'existence actuelle du virus syphilitique ni même une suite immédiate de ce virus; car le plus souvent elles ne se montrent que bien long-temps après la guérison complète de la maladie à laquelle elles doivent leur naissance. Nous n'avons pas voulu ranger parmi les causes productives de cette maladie les carnosités que les anciens auteurs ont dit avoir rencontrées dans l'intérieur de l'urèthre, et contre lesquelles ils ont imaginé des moyens très ingénieux, mais aussi très dangereux, et d'une application très difficile pour les brûler et détruire, parce que nous sommes certains que ces excroissances charnues n'ont jamais existé. Nous nous en sommes déjà expliqué dans les quatre éditions de cette brochure (1), et dans les deux éditions de notre Traité complet de la Gonorrhée syphilitique (2). Nous persistons d'autant plus dans notre opinion, qu'elle est étayée par deux célèbres praticiens, MM. Desault et Bichat, qui, pour éclaircir les doutes qu'ils avaient eux-mêmes sur l'existence des carnosités, les ont cherchées dans un grand nombre d'hommes morts à la suite des maladies dont on supposait qu'elles étaient ou devaient être la suite. Pendant notre séjour à l'hôpital de Bicêtre, en qualité d'élève en chirurgie, et où l'on traitait les maladies syphilitiques, avant l'établissement de l'Hospice du Midi, ou des Capucins dans lequel on les traite aujourd'hui, et plus tard, lorsqu'on nous confia la direction, comme chirurgien en chef des hôpitaux militaires de vénériens, tant à l'armée du Rhin que dans la division militaire de Paris, nous avons ouvert et fait ouvrir un très grand nombre de cadavres

(1) Publiée en 1808, 1810, 1824 et 1828.

(2) La première publiée à Paris en 1802, et la deuxième en 1803.

2.

qui, par la nature des maladies dont ils étaient morts, nous faisaient espérer de rencontrer ces carnosités, et nous n'avons jamais été à même d'en voir un seul exemple.

Pour revenir maintenant à l'objet de ce chapitre, nous observerons que, lorsqu'on a eu plusieurs gonorrhées opiniâtres, ou même une seule, mais longue ou traitée d'une manière peu convenable, il arrive que l'on se trouve, plus ou moins de temps après, attaqué d'une difficulté d'uriner habituelle ; alors l'urine, au lieu de couler à plein canal, ne sort que plus lentement, le jet diminue progressivement de grosseur ; les malades se plaignent d'être plus longs à uriner quoique sans douleurs jusqu'à ce que l'urine ne sorte que par un filet plus ou moins gros, qui se partage souvent en deux. Plus tard, l'urine, toujours réduite à l'impossibilité de jaillir comme à l'ordinaire, sort, non seulement avec beaucoup de difficulté, mais goutte à goutte, malgré tous les efforts faits par le malade. Un caractère encore particulier à cette maladie, lorsqu'elle est déjà ancienne, c'est de mettre le malade dans l'impossibilité de retenir long-temps son urine, ce qui dépend de l'irritation qui, affectant alors vivement le col de la vessie, provoque par là, à chaque instant, l'envie d'uriner.

Ces divers accidens qui sont, à proprement parler, les signes indicatifs de ce que nous avons appelé *rétention d'urine produite par le rétrécissement du canal de l'urèthre*, sont supportables, tant que l'on ne commet pas d'imprudences capables de les porter à ce dernier point de gravité. L'usage immodéré du vin, celui surtout des femmes; les exercices violens, les alimens chauds, les passions violentes, tous ces moyens sont propres à les augmenter; alors le périnée s'échauffe, devient douloureux et dur, et la strangurie, d'imparfaite qu'elle était, prend tout le caractère et le danger de cette maladie. Dans cet état c'est en vain que le malade essaie d'uriner; un peu de matière muqueuse, pituiteuse et purulente, voilà tout ce qu'après beaucoup d'efforts, il peut parvenir à rendre. La fièvre s'allume; la vessie trop pleine et rendue par-là très sensible, devient douloureuse, et menacée d'une inflammation prochaine : si le malade n'est pas promptement secouru, il lui survient des vomissemens dont les matières ont une odeur urineuse. La violence et la durée du mal sont basées sur le degré de la cause à laquelle l'existence en est due; le tempérament du malade, les lésions plus ou moins inquiétantes de la vessie, de l'urèthre et des parties voisines; la nature des remèdes, et le succès plus ou moins grand dont ils se trouvent suivis : telles sont, en général, les circonstances qui peuvent les diminuer, ou quelquefois aussi les accroître. Enfin, lorsque par un traitement bien dirigé, ou par les efforts de la nature, l'inflammation et l'irritation diminuent, l'urine recommence à couler par petites gouttes interrompues lesquelles, devenant peu-à-peu plus grosses et plus fréquentes, forment un petit filet continu. Les parties n'étant plus alors tendues, et la résolution s'avançant, il coule quelquefois goutte à goutte, pendant un ou deux jours, une matière muqueuse, pituiteuse, purulente ou sanieuse. Si, avec la sonde, l'on examine soigneusement le canal de l'urèthre, dans le temps même où l'urine paraît sortir avec le moins de difficulté, on se convaincra que nul obstacle, d'ordinaire, n'arrête la sonde ailleurs que dans l'endroit désigné communément sous le nom de *bulbe de l'urèthre*.

La difficulté que la sonde ou la bougie, arrivée en cet endroit, rencontre alors, est sou-

(23)

vent insurmontable, surtout si l'une ou l'autre
est grosse par le bout introduit. On peut
conclure de là, que toutes les fois que la
strangurie peut être regardée comme suite
d'une gonorrhée syphilitique, c'est là que réside le principe qui la produit. Il ne fait
d'abord que rétrécir le canal; ensuite, par la
progression de l'embarras primitif, il est possible qu'il le ferme complètement.

Quant aux causes véritablement originaires
de l'embarras, elles peuvent être très différentes les unes des autres; du moins l'inspection des cadavres des personnes attaquées de
cette espèce de rétention, à l'instant de leur
décès, et les différens symptômes dont ordinairement elle est accompagnée, tout con-
court à le démontrer. Elle peut être produite,
d'abord, par les petits ulcères calleux occupant les conduits excréteurs des diverses
glandes qui se rencontrent dans ces parties.
Il est possible aussi qu'elle soit due aux brides
ou aux cicatrices dures et calleuses que les
ulcères laissent dans l'urèthre après la guérison. Enfin, le *veru-montanum* alors très
gonflé, cause dans l'urèthre une tumeur contre nature, et peut encore la produire. Mais

le principe le plus ordinaire des rétentions d'urine habituelles, est le gonflement variqueux, soit du bulbe, soit d'une portion plus ou moins grande des membranes qni entrent dans la composition du canal même.

Nous avons déjà eu occasion d'observer, dans notre Traité complet de la Gonorrhée, que l'une des suites les plus communes du flux de la gonorrhée, est de produire des ulcères en différens endroits de l'urèthre, surtout aux extrémités des canaux excréteurs des glandes qui fournissent l'humeur lubrifiante. Si donc il arrive que la gonorrhée soit négligée, ou qu'elle soit traitée d'une manière trop peu conforme aux véritables règles de l'art, alors il est rare de voir ces ulcères venir à une parfaite guérison, principalement ceux qui attaquent l'orifice de ces canaux, ou qui en sont proches, parce qu'ils sont continuellement irrités, et, de plus, entretenus par l'humeur, devenue âcre, qui en découle. De légers et de superficiels qu'ils étaient d'abord, il faudra qu'à la longue ils deviennent profonds et fistuleux; et si, outre cela, par l'usage des femmes, par des excès dans le régime, ou enfin par quelque cause que ce soit, on les

irrite de manière à en augmenter le gonflement, ils seront et deviendront ainsi par là,
eux-mêmes, un obstacle plus ou moins grand
au passage des urines.

En raisonnant maintenant dans une autre
supposition, celle de la guérison de ces ulcères, qui, quoique très difficile, n'est cependant pas impossible ; il est, dans ce cas-là même,
encore à craindre qu'ils ne laissent après eux
des cicatrices excessivement dures, et que
l'endroit de la membrane interne de l'urèthre
qui y a servi de siége, ne se trouve rétréci.
Il pourra en résulter, surtout si les ulcères
étaient profonds, et que les cicatrices qui y
survivent fussent dures et calleuses, une difficulté d'uriner plus ou moins grande.

Pour se convaincre de la vérité de ce qui
vient d'être avancé, il suffit de se rappeler
les effets attachés à ces violentes salivations
qu'amène à sa suite l'usage des frictions mer-
curielles, ou celui du sublimé corrosif, mal
administrés ; l'on voit souvent survenir à la
bouche, à l'embouchure même des canaux,
des glandes salivaires, des ulcères profonds,
lesquels pénètrent quelquefois jusqu'aux ten-
dons des muscles voisins. Telle est l'étendue

et la force des cicatrices qui en résultent ; ou, si l'on veut, le genre d'obstacle apporté par celles-ci au mouvement de la bouche, que le malade est réduit, pour ainsi dire, à l'impossibilité de l'ouvrir ; accident que l'on désigne sous le nom de *malade bridé*.

La proposition ci-dessus avancée, que, chez les hommes qui ont eu plusieurs gonorrhées, la cause la plus ordinaire des rétentions est le gonflement variqueux du bulbe de l'urèthre, ou d'une portion plus ou moins grande des membranes qui entrent dans la composition du canal, est d'une vérité qui ne semble pas contestable. L'anatomie, en effet, et la physiologie nous démontrent qu'il existe au bulbe, et dans les parois du canal, un tissu cellulaire très solide et très élastique, que l'on appelle *tissu caverneux*. Ce tissu a tiré son nom de la ressemblance qu'il a avec la substance dont se composent les corps caverneux de la verge. Comme ces derniers, il se remplit de sang pendant l'érection; mais, moins solide et moins élastique que celui des corps caverneux, il ne peut pas résister autant à l'action du sang qui, au moment de l'érection, y afflue, et le distend très fortement. Il en résulte que, lorsque les effets de l'érection ont cessé, il presse par son ressort sur le sang, pour le forcer de rentrer dans le torrent de la circulation; il n'égale pas, dans cette fonction, les corps caverneux en énergie et en force. Malgré ce que nous venons de dire de la force et de l'élasticité des corps caverneux, l'expérience démontre que leur érection longue et souvent répétée produit sur eux, quoique beaucoup plus difficilement, les mêmes effets que sur le tissu caverneux du canal de l'urèthre; car chez les hommes la verge est beaucoup plus grosse et moins ferme, et chez les femmes le clitoris est beaucoup plus développé, quand les uns et les autres se livrent avec excès à la masturbation ou à la cohabitation. Si donc les érections sont souvent répétées, comme chez les hommes qui ont fait pendant long-temps des excès avec les femmes, ou qui ont l'affreuse manie de la masturbation; ceux dont l'âge a fortement affaibli l'élasticité de toutes les parties du corps, ou chez qui de fréquentes gonorrhées en ont diminué le ressort, il est visible que, perdant alors par là peu-à-peu son élasticité et, avec celle-ci, la faculté de revenir totalement

sur lui-même, il restera dans un état de gonflement qui, obstruant plus ou moins le canal,
occasionnera une rétention, d'abord peu sensible, mais qui, augmentant progressivement,
parviendra enfin à intercepter complètement
le cours des urines.

D'ordinaire, cette maladie subsiste plusieurs
années avant d'arriver à ce dernier période;
c'est là une remarque que l'expérience n'a jamais manqué de confirmer. Mais si le malade
se livre à des excès, elle peut y arriver en
bien moins de temps,

La théorie qui vient d'être présentée, n'est
point une combinaison dans laquelle on doive
voir cette manie, si à la mode, il est vrai,
aujourd'hui, de réformer et de contredire; car
l'expérience a démontré aux personnes attaquées de cette maladie, que toujours après
avoir vu des femmes, la difficulté d'uriner
augmentait beaucoup, et que, souvent même,
elle était portée au point de produire une
rétention complète d'urine. D'ailleurs, M. Pelletan père a lui-même développé cette opinion
dans ses cours publics de chirurgie, faits à
l'ancienne École de Chirurgie de Paris, et
dans les cours particuliers qu'il faisait chez

lui ; et nous nous rappelons qu'il l'a fait avec des caractères d'évidence si frappans et si marqués, que la mauvaise foi, ou, pour le moins, une prévention portée trop loin, semblaient être les deux seules puissances capables d'y résister. Il en a été ainsi, encore, d'une autre opinion de ce célèbre professeur, sur l'ossification du périoste dans la formation du cal, que nous avons eu aussi occasion de déve-lopper, le 27 février 1803, dans la thèse que nous avons soutenue à l'École de médecine de Paris, pour notre admission au doctorat. Il faut que le sentiment émis par ce grand maître, sur ce nouveau sujet, soit encore d'une grande solidité, puisque des professeurs et des praticiens très célèbres, qui pendant long-temps ont cru voir la vérité dans le système contraire, ont enfin adopté notre opinion ; du moins plusieurs d'entre eux, qui nous avaient conseillé de ne point présenter cette thèse, et entre autres M. Roussel Chanilereux, parce qu'elle éprouverait trop de contradictions, nous ont-ils déclaré depuis que non seulement ils croyaient maintenant à l'ossification du périoste, mais que c'était l'opinion généralement admise par l'École.

CHAPITRE IV.

*Des symptômes de la Rétention habituelle
d'urine, complète ou incomplète.*

De l'exposé que l'on vient de parcourir
aux diverses raisons propres à expliquer, ou
si l'on veut, à motiver les symptômes dont
les rétentions habituelles d'urine sont accompagnées, le passage est naturel, même en
quelque sorte facile. L'urèthre étant, en effet,
rétréci ou comprimé par le gonflement variqueux du bulbe, ou d'une des membranes
qui en composent le canal, l'urine ne peut
plus sortir aussi vite qu'à l'ordinaire, ni jaillir aussi loin ; bientôt elle n'offre plus à sa
sortie qu'un filet plus ou moins gros, selon
le degré de rétrécissement du conduit : il
semble inutile d'observer que la même cause
influe dans une raison proportionnelle sur
l'éjaculation de la semence.

Nous avons connu plusieurs hommes qui
au lieu d'éjaculer, ne rendaient la semence

que lorsque l'érection avait cessé, et en bavant comme dans l'écoulement gonorrohique.

Plus les obstacles opposés au passage de l'urine seront grands, plus il sera nécessaire que la vessie se contracte vivement pour les vaincre. Ainsi, la possibilité d'uriner, même d'une manière imparfaite, on ne la devra qu'à des efforts capables de triompher plus ou moins de l'embarras qui empêche le canal d'être libre ; et cette dernière remarque, loin d'être restreinte à l'éjection des urines, s'applique encore d'une manière réciproque à l'éjaculation de la semence.

L'urine, après avoir, et non sans peine, franchi le bulbe, siége ordinaire de la difficulté, coulera dans le reste du canal avec d'autant plus de lenteur, que le degré de rétrécissement sera porté plus loin. Un axiome en effet connu en physique, c'est qu'un liquide, en passant d'un canal étroit dans un plus large, ne manque jamais d'avoir, même en ce dernier, un cours dont la faiblesse est proportionnée au resserrement de la première des deux voies. Et comme cette vérité est incontestable, il en résultera que l'urine, après avoir parcouru le canal, au lieu de jaillir en forme d'arc, s'écoulera si lentement que son effet sera à peine sensible.

A l'instant où l'urine est arrêtée ou du moins embarrassée dans son cours par un obstacle quelconque, elle doit se partager en deux filets forcés, il est vrai, de se réunir, tant qu'ils sont contenus dans l'intérieur du canal, mais en gardant, pourtant, tellement leur détermination respective, qu'à l'instant de la sortie, le jet de l'urine sera plus ou moins divisé.

Plus l'urine trouvera de résistance, plus la force avec laquelle elle heurtera contre l'obstacle, sera grande. Mais il en résultera, pour le point de l'urèthre où cette violence se fera ressentir, un affaiblissement proportionnel, surtout si ce point se trouvant enflammé ou ulcéré doit à l'une ou à l'autre de ces deux raisons un caractère excessif de sensibilité. Alors la douleur que l'urine y occasionnera, sera de son côté d'autant plus grande, que la voie offerte à son passage y sera plus petite; et les mêmes causes produiront encore sur l'éjaculation de la semence les mêmes effets.

Si l'ardeur d'urine est portée fort loin, il

en résultera une forte contraction de l'urèthre. Ce resserrement que l'on pourra faire
cesser pour un moment, on le verra bientôt
après se reproduire, ainsi que nous l'avons
déjà observé en parlant des troisième et quatrième espèces de gonorrhée (1). C'est là
aussi ce qui fait que l'urine acquiert une
irrégularité de cours assez analogue à celle
qui se remarque dans la gonorrhée.

La sensibilité du bulbe de l'urèthre produite par son état de phlogose en augmente
la douleur que le malade éprouve en urinant.
Il ne se décide qu'avec la plus grande peine
à satisfaire ce besoin : l'urine s'accumule dans
la vessie ; par son long séjour, elle s'al-
tère, et devient irritante ; d'un autre côté,
la distension extraordinaire de la vessie explique bien pourquoi les malades éprouvent ces envies violentes et très fréquentes
d'uriner.

La cause la plus ordinaire des rétentions
habituelles d'urine étant, ainsi que nous
l'avons dit, un gonflement variqueux du canal
de l'urèthre, soit du bulbe, soit du reste de
son étendue (gonflement que les anciens mé-

(1) Voyez notre Traité de la Gonorrhée.

decins prenaient pour des excroissances ou carnosités qui, nous le répétons, n'ont jamais existé), il ne peut provenir de ces organes ainsi affectés aucune espèce d'écoulement ; tout ce qui, en pareil cas, s'écoulera de l'urèthre ne sera que de l'urine, ou tout au plus un peu de mucosité ; mais si le rétrécissement de l'urèthre était dû à de petits ulcères qui flueraient, ou au gonflement et à l'ulcération du *veru-montanum*, on verrait alors sortir, avant l'urine, soit du pus, soit de la sanie, dont la couleur, l'odeur, la consistance, la quantité et la qualité n'ont rien de déterminé.

De pareils accidens ne pourront que s'aggraver encore, si les obstacles qui se rencontrent dans l'urèthre, s'enflamment et se tuméfient (ce qui ne peut manquer d'arriver si l'on emploie la méthode proposée par le docteur Ducamp), parce que ces deux derniers accidens seront suivis d'un troisième qui sera, à n'en point douter, la rétention complète d'urine. Les causes qui peuvent faire arriver le mal à ce degré de gravité, sont l'intempérance du malade ; l'emploi des sondes ou bougies irritantes ; surtout la masturbation et l'usage

des femmes ; en général, les passions violentes. En pareil cas, la rétention sera donc
aussi absolue qu'elle puisse l'être ; et tant
que le principe de cet accident existera, elle
ne changera pas de caractère. Alors le périnée sera chaud, douloureux, gonflé ; les
envies continuelles d'uriner auront beau
tourmenter le malade, ce dernier ne rendra
encore, avec beaucoup de difficultés, qu'un
peu de mucosité ou de pus qui viendra des
parties enflammées ou ulcérées. Sa position,
indiquant cette réunion de symptômes qui
sont comme le *nec plus ultrà* de la rétention
d'urine, exigera des secours prompts et bien
administrés. Lorsqu'ayant recours en temps
convenable aux moyens curatifs que nous
indiquons, on sera parvenu à diminuer la
violence des accidens, et que les obstacles
qui avaient tout à fait obstrué le passage seront, par l'effet des mesures mises en usage,
plus ou moins atténués, il en résultera une
amélioration qui sera le rétablissement, lent
sans doute, mais néanmoins progressif, du
cours des urines. Il sortira même avec celles-
ci quelques gouttes de mucosité, si les obstacles ne sont pas inflammatoires ; et quelques

gouttes de pus ou de sanie, s'ils ont été assez violens pour avoir dû se terminer par la suppuration.

A l'égard des femmes, il est presque impossible que les mêmes causes leur occasionnent des rétentions d'urine. La raison en est, d'abord, parce qu'elles ont le canal de l'urèthre plus court et plus large que les hommes; ensuite, parce que le tissu caverneux du bulbe et des parois de l'urèthre n'existant pour ainsi dire pas chez elles, il en doit résulter beaucoup moins de compression et de resserrement du canal; surtout si l'on considère que les réservoirs des humeurs qui lubrifient le vagin (siége ordinaire des gonorrhées chez elles) , est trop éloigné de l'urèthre pour que, dans les cas où elles seraient attaquées de ce genre d'écoulement, le canal soit exposé à en recevoir des lésions. C'est là aussi ce qui fait que les femmes affectées de gonorrhée, non seulement ne souffrent pas en urinant, mais encore doivent à l'absence de toute sensation douloureuse la possibilité de garder le mal un certain temps sans se douter qu'elles en sont atteintes. Il y a des auteurs qui, loin de regarder comme possibles, surtout à l'é-

gard des femmes, les rétentions d'urine produites par le rétrécissement du canal de l'u-
rèthre, citent encore beaucoup de faits à
l'appui de leur opinion. Pour nous, qui avons
été à portée de juger de l'état d'un grand
nombre de femmes (dont le nombre s'élève
à plusieurs milliers) affectées de la syphilis,
tant à l'hôpital de Bicêtre que dans notre
pratique de chaque jour, nous déclarons n'en
avoir encore vu qu'un seul exemple, dont
nous avons fait part à l'un de nos anciens col-
lègues, habitant d'une grande ville chef-lieu
d'un département, lequel nous a dit n'en avoir
jamais rencontré, quoique depuis vingt ans il
n'eût pas cessé de voir et de traiter un grand
nombre de femmes qui étaient admises à l'hôpital de vénériens, dont il est chirurgien en
chef.

En examinant bien maintenant les détails
qui viennent d'être présentés, il ne doit plus
être difficile de reconnaître la rétention habituelle d'urine. Il en sera de même de la
cause antécédente, dont l'aveu du malade,
sur ses habitudes avec les femmes, sur la
masturbation, sur son âge, et enfin sur le
nombre et l'espèce de gonorrhées qu'il aura

eues, pourra aisément instruire. Pour ce qui est de l'état actuel de la maladie, on pourra en juger par l'inspection attentive du mal, ainsi que par celle des accidens qui l'ont précédée et de ceux qui l'accompagnent.

Ainsi, l'on présumera qu'une gonorrhée encore existante est la cause de la rétention, toutes les fois que celle-ci sera accompagnée d'un écoulement plus ou moins abondant, et surtout lorsqu'on remarquera que cet écoulement est de mauvaise nature.

Si l'on voit sortir *à la suite* de l'urine un peu ou même beaucoup de matière purulente (signe qui, d'ordinaire, indique un obstacle en état de suppuration), on en conclura que la rétention sera causée par des ulcères qui ont leur siége dans le canal de l'urèthre, ou dans des glandes voisines, dont les canaux excréteurs aboutissent au canal de l'urèthre.

Au contraire, lorsqu'à la suite de l'éjection de l'urine on ne voit rien couler, ou que cela se réduit à un peu de mucosité, on en peut inférer que l'obstacle n'est pas du genre inflammatoire, et qu'ainsi, il a pour cause le gonflement variqueux du bulbe de l'urèthre, ou d'une portion plus ou moins étendue de ce canal.

Il est possible encore que, par l'usage de la sonde ou de la bougie, on distingue la nature de l'obstacle qui obstrue le passage ; pour y parvenir, il suffit quelquefois, après avoir retiré celle-ci, d'examiner attentivement l'humeur restée attachée au bout de la sonde ou bougie introduite. On s'assurera du moins, par la sonde, du nombre, de la situation et du volume des obstacles, de leurs distances respectives, en un mot, du degré d'étranglement que leur présence produit dans l'urèthre ; ce qui peut efficacement servir à en déterminer non seulement le pronostic mais même le traitement.

Les rétentions d'urine habituelles, très longues ordinairement à se développer, ont été dans tous les temps jugées incurables. Peu de maladies ont excité autant de recherches, et fait hasarder l'emploi d'autant de remèdes ; mais tous ces remèdes et toutes ces recherches n'ont servi qu'à prouver combien, pour réussir d'une manière quelquefois très incomplète, la difficulté était encore grande. Il semble inutile d'observer que la cure n'est difficile qu'en

raison du degré de rétrécissement que les obstacles apportent au canal. Cependant la rétention produite par des ulcères est plus
fâcheuse et réellement plus inquiétante (le
reste des symptômes étant égal) que celle qui
provient du gonflement du bulbe de l'urèthre.
Dans la première, c'est-à-dire celle qui est
produite par des ulcères, il y a complication
et réunion de deux maladies; au lieu que dans
l'autre il n'y en a qu'une. Il en est de même de
celles qui sont accompagnées d'écoulemens
dont le foyer purulent serait dans les glandes prostates; elles sont plus dangereuses et
bien autrement difficiles à guérir que celles
qui se réduisent à quelques légers ulcères
dans l'urèthre. La nature des parties affectées est telle, que de recourir à une grande
opération est le seul ou presque l'unique
moyen d'en effectuer la cure. Enfin, quand
ce qui n'était qu'une difficulté d'uriner, portée
plus ou moins loin, se trouve remplacé par
une rétention complète d'urine, ce change-
ment, ou surcroît d'accidens, quoique par
lui-même déjà bien assez grand, peut pourtant encore augmenter, surtout si l'obstacle
absolu subsiste long-temps; parce qu'en divers

endroits l'irruption de l'urine se trouve alors
jointe à l'inflammation, soit du bulbe de l'u-
rèthre, soit de la vessie, qui, si elle est trop
violente, peut et doit très souvent se terminer
par la gangrène. Une prompte issue donnée à
l'urine, soit par l'art ou par quelque miracu-
leux effort de la nature; tel est pour le salut
du malade le seul effet que l'on doive désirer,
mais dont on ne peut guère répondre que par
la ponction faite au-dessus des pubis ou au
périnée.

CHAPITRE V.

Du Traitement de la Rétention d'urine complète, produite par le gonflement inflammatoire des prostates ou du canal de l'urèthre.

Opérations dont elle peut nécessiter l'emploi.

Les rétentions habituelles d'urine, considérées sous les divers points de vue que nous venons d'indiquer, sont le plus souvent la suite de gonorrhées qui ont existé plus ou moins de temps avant l'apparition de la rétention; elles ont toujours, dans leur marche, deux périodes bien caractérisées, qui sont la *difficulté d'uriner* et *l'impossibilité d'uriner.* La première période est ordinairement très longue, puisqu'elle peut subsister des années entières, sans que la position du malade ait rien, ou, du moins, semble ne rien avoir d'inquiétant. Mais le second, par une de ces causes dont nous avons déjà eu occasion de parler, survient tout-à-coup, et sans que l'on s'y attende.

Comme ses effets, au moment de la première apparition, sont entiers, le danger de l'individu se trouve bientôt être porté lui-même aussi loin qu'il puisse l'être. Or, dans ce cas, l'on ne manque jamais d'appeler un chirurgien ; et tant que la difficulté d'uriner n'est que naissante, il est rare, au contraire, que l'on y ait recours. Nous allons donc, par une marche contraire à l'ordre progressif de la maladie, mais cependant assortie à la conduite pratique des malades, parler d'abord de celui des deux cas qui est le plus grave, c'est-à-dire de la rétention complète d'urine.

Il est, après s'être assuré, par des demandes faites tant au malade qu'aux personnes qui l'entourent, de tout ce qui a précédé la maladie, et depuis quand elle existe, deux effets principaux et même uniques à produire : le premier, et sans doute le plus urgent, est de procurer une issue à l'urine retenue dans la vessie ; et le second, de détruire la cause de la rétention. Le moyen le plus propre à réaliser le premier effet est d'introduire dans le canal une bougie œdalique, et en cas d'impossibilité une sonde d'argent ou de gomme élastique garnie de son stylet. Nous

préférons pour l'usage l'emploi de ces dernières. Mais, au lieu d'un stylet courbé, ou
fil de fer, nous nous servons d'un stylet droit,
fait avec une baleine bien flexible ou avec
une bougie en gomme élastique, très fine,
que nous introduisons dans une sonde de
la même composition. Ces préparatifs finis,
nous introduisons la sonde, qui reste droite,
dans le canal de l'urèthre, en employant pour
cela les mêmes procédés ou les mêmes mesures que celles nécessaires à l'introduction
de nos bougies.

A l'instant où l'on sonde le malade, il importe de se rappeler la cause de la rétention ;
car si, comme on le suppose ici, elle consis-
tait dans un gonflement inflammatoire du canal de l'urèthre, il faudrait éviter, avec le plus
grand soin, de rien froisser ou forcer, dans
la crainte d'augmenter encore l'inflammation.
Mais, si la cause de la rétention était le gonflement variqueux soit du bulbe, soit d'une
portion de la membrane du canal (supposé
toutefois qu'elle ne soit point accompagnée
d'inflammation), l'on doit employer avec toute
confiance l'usage de nos bougies œdaliques
parce qu'elles réunissent toutes les qualités

requises pour triompher de l'obstacle , et qu'en cas d'insuffisance l'on pourrait , en se servant des autres moyens indiqués, appuyer davantage sans qu'il en résultât de dangers réels. Si, à la suite de l'introduction, l'on voyait sortir un peu de sang, cette évacuation, loin d'être défavorable , faciliterait au contraire le dégorgement des parties.

Lorsque l'on parvient à faire pénétrer la bougie ou la sonde jusque dans la vessie, si c'est une sonde, l'on en retire le stylet, et l'urine sort abondamment. Après que l'urine est complètement évacuée, il faut fermer le bout de la sonde avec un petit bouchon , et laisser cette dernière dans la vessie ; l'y fixer à l'instar des bougies, et travailler à détruire l'inflammation , si la rétention est accompagnée de cet accident.

Mais nous devons ici observer qu'il ne suffit pas toujours d'un premier essai pour effectuer l'introduction. Ainsi , dans le cas où il se présenterait des difficultés dont il ne serait pas, pour le moment, possible de triompher, il faudrait s'armer de patience, et tenter , à diverses reprises , l'introduction de sondes ou de bougies de différentes grosseurs ; et il est très rare qu'à la fin , et après des tentatives réitérées, l'on ne parvienne pas, quand surtout l'on a l'habitude de se servir de ces instrumens , à en faire parvenir une jusque dans la vessie. Le cours de l'urine étant alors rendu libre et dégagé, la destruction de la cause de rétention sera en quelque sorte certaine. Les moyens néanmoins à employer, pour y arriver, varient suivant la nature de la cause de la rétention même.

Quand elle est due au gonflement inflammatoire de tout le canal de l'urèthre , ou de quelques unes de ses parties, les anti-phlogistiques doivent être mis promptement en usage; et, dans le cas même où l'introduction aurait été impossible, l'essai de ces remèdes ne devrait pas moins précéder l'emploi de tout moyen extrême. Il est possible, à la vérité, qu'ils ne réussissent pas, nous dirons même que cela est vraisemblable ; dans cette supposition, il faudrait alors en venir à l'opération ; mais de même que, pour l'introduction de la sonde supposée très difficultueuse, nous avons conseillé de ne rien précipiter, il est nécessaire, dans ce cas, d'essayer encore l'usage de la sonde ou des bougies, avant d'en venir à l'opération, que l'on doit toujours éviter.

Outre l'usage de la sonde, des bougies, ou des bains entiers, l'on pourra, par le moyen des sangsues appliquées au raphé, faire des saignées locales : il est impossible d'en désigner ici le nombre, parce qu'on doit avoir, dans les différens cas, pour règle déterminative la force du malade et la violence du mal.

Il importe beaucoup de faire ces saignées dès le commencement ; car, si l'on négligeait d'y recourir les premiers jours d'une maladie dont les progrès sont si effrayans et si rapides, et si elles n'égalaient pas, pour ainsi dire, en promptitude celle du mal lui-même, ce serait sans utilité que l'on voudrait ensuite y revenir. L'on soumettra de plus le malade, à une diète rigoureuse. Des bouillons fort légers, et en petite quantité, seront seuls les alimens qu'il pourra prendre, afin qu'en diminuant, par ce moyen l'abondance du sang, l'on tempère en proportion la force de l'inflammation.

On fomentera continuellement le périnée avec la décoction de racine de guimauve ; ou bien l'on couvrira la partie avec des cataplasmes de mie de pain ou de farine de graine de lin et d'eau de guimauve. Des demi-bains composés de la même eau, ou d'une forte décoction d'herbes émollientes, pourront aussi être mis en usage. On donnera souvent des lavemens émolliens, adoucissans et rafraîchissans, afin de tempérer l'inflammation de l'urèthre. Pour empêcher, néanmoins, qu'ils ne pénètrent dans les vaisseaux lactés, et n'augmentent, par une suite nécessaire, la quantité de l'urine, il pourra être bon de les rendre un peu purgatifs. A cet effet, on y mêlera, de temps en temps, des follicules de séné ou de la casse qui, en relâchant efficacement les parties affectées, exciteront encore de douces évacuations. Des médecins ont pensé qu'il fallait, en ce cas, prescrire une abondante boisson de tisane rafraîchissante et adoucissante. D'autres, au contraire, ont prétendu que toute la quantité de liquide qui n'est pas rigoureusement et indispensablement nécessaire à la conservation de la vie, devait être interdite au malade. Ces opinions contradictoires n'ont pas seulement été énoncées; on y a, de part et d'autre, joint l'appui des argumens. Sans entrer, sur ce point, dans une discussion qui menerait trop loin, nous observerons que le véritable procédé à suivre, nous paraît être de garder le milieu entre ces deux extrémités, et qu'alors on doit également éviter de refuser toute espèce de boisson au malade, et surtout de lui en trop accorder.

L'usage des bains a encore fait naître une question sur laquelle plusieurs médecins se sont partagés. Ceux qui y voient un moyen propre à calmer l'ardeur, à diminuer la tension des parties, les recommandent; mais d'autres qui croient que les bains augmentent la quantité des urines, les défendent. Il en est des bains comme des boissons; exclure les premiers, ou les employer avec trop peu de réserve, sont deux excès qu'il faut également éviter. Nous dirons que l'usage des demi-bains, dont nous avons déjà parlé, nous semble préférable à l'emploi, même sagement restreint, des bains entiers.

Lorsque quelques gouttes de mucosité ou de pus, venant à tomber de l'urèthre, indiquent que les parties intérieures qui sont enflammées tendent à suppuration, il faut seconder de tout son pouvoir cet effort de la nature, qui ne manque jamais d'avoir pour résultat un relâchement porté plus ou moins loin dans le conduit urinaire. Pour cela, on appliquera sur le périnée des cataplasmes maturatifs, faits avec la pulpe d'ognon de lis, et l'onguent basilicum, ou avec l'oseille cuite. Ces cataplasmes seront renouvelés deux fois le jour, de peur qu'en se desséchant sur la partie, ils ne deviennent irritans.

Si, par l'usage des moyens que nous venons d'indiquer, la violence du mal se ralentit, si l'urèthre se relâche, et que l'urine commence à couler, même simplement goutte à goutte, ce seront autant de signes très favorables ; car on pourra fonder sur ce commencement de succès l'espérance qu'en persévérant dans l'usage des remèdes auxquels on le devra, l'inflammation qui est la cause du resserrement de l'urèthre cessera entièrement, soit par l'effet progressif de la suppuration, soit par celui de la résolution ; enfin il faudra, pendant tout le temps que l'on mettra à combattre l'inflammation, et surtout lorsqu'elle semble céder aux moyens employés, essayer de faire pénétrer une bougie ou une sonde jusque dans la vessie.

Mais si, au lieu de l'amélioration que l'on

vient de supposer, le mal devient opiniâtre; si la vessie est distendue par l'urine, et gonflée outre-mesure; si l'urine reflue jusqu'à causer des vomissemens de cette matière, il n'est plus alors possible de temporiser; il faudra de suite recourir à l'opération, dans la crainte qu'en attendant trop long-temps, la vessie, déjà excessivement distendue, ne se paralyse, ou ne se gangrène.

Du temps des anciens chirurgiens, lorsque les choses étaient parvenues à un pareil point, et qu'il était de plus reconnu impossible de faire pénétrer une bougie ou une sonde dans la vessie, on faisait une opération qui, quoiqu'ayant été plus ou moins de temps en usage, mérite d'être connue, malgré qu'elle se trouve aujourd'hui remplacée par une autre opération, la ponction à la vessie. Nous allons d'abord tracer le tableau de l'*ancienne*, telle qu'elle se trouve décrite dans les livres qui se rapportent au temps où elle était seule connue et employée.

On introduit dans le conduit urinaire, et le plus avant qu'il est possible, une sonde cannelée, telle que celle dont on se sert dans la lithotomie; ensuite on fait, sur l'un des côtés du périnée, et en suivant jusqu'au bout la cannelure de la sonde, une incision parallèle au raphé, de la même manière que dans l'opération de la taille. Ceci achevé, on insinue dans l'urèthre, à travers la plaie, jusque dans la vessie, une sonde de femme qui, plus courte que celle des hommes, est, par une conséquence nécessaire, d'un maniement plus facile en tous sens, et plus aisée à introduire. Si ce moyen réussit, on laisse la sonde dans la vessie jusqu'à ce que l'urèthre soit exempt d'inflammation, et que, de son côté, cet organe ait repris son ressort. Quand ensuite on l'a retirée, on traite la plaie à la manière de celles du canal de l'urèthre. Pour simplifier cette opération on pourrait se servir d'un cathéter à dard de notre invention, que nous avons soumis à l'académie royale de chirurgie de Paris, avec un mémoire explicatif que nous lui avons lu au mois de juin 1792 ; elle nomma MM. Pelletan et M. Brador ponr commissaires rapporteurs, mais notre prompt départ pour l'armée nous obligea d'en négliger les suites, et ce n'est que bien long-tems après que M. Thilaye père, conservateur des instrumens de chirurgie à l'école de médecine de Paris, nous assura qu'il était déposé dans le cabinet confié à sa garde, et qu'il y est encore.

Mais il est aisé d'apercevoir qu'il est presque impossible de remplir, par le procédé qui vient d'être indiqué, l'objet proposé, parce que l'ouverture faite, se trouvant placée au-dessous de l'obstacle, il doit résulter de cette circonstance l'inutilité de l'opération ; en sorte que, pour sauver la vie au malade, on est souvent encore obligé de lui faire la ponction au périnée, ou au-dessus des os pubis, c'est-à-dire d'effectuer à la vessie une ouverture, soit dans son bas-fond, par le périnée, soit dans son sommet, par dessus les os pubis.

Pour exécuter la première, qui est celle que nous préférons parce qu'on arrive plus directement à la vessie et qu'elle n'expose pas le malade à la crainte d'aucune espèce d'épanchement, l'on prend un trois-quarts que l'on plonge dans la vessie, à travers le périnée, en suivant autant que possible, la direction de l'urèthre, à l'endroit même où se fait l'opération de la taille. On laisse ensuite couler l'urine par la canule, et quand la vessie est débarrassée, il est nécessaire que la sonde continue d'y séjourner, jusqu'à ce que le cours des urines soit redevenu libre; que la vessie ait elle-même repris son ressort, et que le gonflement et l'inflammation des parties soient entièrement dissipés. Lorsqu'on est parvenu à ce résultat, il ne reste plus qu'un objet à remplir, qui est la cure de la plaie, ou son pansement suivant les règles de l'art. Les anciens étaient bien éloignés d'employer un pareil moyen curatif, eux qui croyaient mortelles toutes les lésions faites à la vessie. Aussi, lorsqu'il leur arrivait de recourir à la ponction, ce n'était qu'à la dernière extrémité, et souvent quand il n'était plus temps. Mais il est aujourd'hui démontré que cette opération, faite à temps, est sans danger. Pour ce qui est de ses suites, dont ceux qui nous ont précédés s'effrayaient tant, elles sont peu à craindre, parce que quoique la plaie faite en pareil cas à la vessie, exige des ménagemens, elle n'est pourtant pas d'une cure très difficile.

Cependant il faut convenir que les mesures dont les rétentions d'urine produites par l'inflammation portée jusqu'au plus haut degré, exigent l'emploi, ont toujours par leur nature quelque chose qui inquiète, parce qu'elles sont violentes ; le moyen le plus sûr d'empêcher qu'elles n'y parviennent est de n'en pas négliger le traitement quand elles ne sont encore qu'habituelles, à l'aide de l'usage de nos bougies œdaliques.

CHAPITRE V.

Des Brides et Cicatrices du canal de l'urèthre considérées comme cause des Rétentions habituelles d'urine.

Les brides et les cicatrices sont encore, comme ce qui précède, une suite immédiate possible de la gonorrhée syphilitique. Ces deux dernières maladies, si on les compare entre elles, n'offrent pas à beaucoup près des dangers égaux. D'abord, les *cicatrices* ne peuvent occuper dans le canal qu'un espace très peu étendu; et comme, d'un autre côté, elles se ramollissent très promptement, elles n'exposent, en raison de ces deux circonstances, le malade à aucun accident réellement grave. Assez ordinairement elles s'effacent d'elles-mêmes, et sans aucun besoin du secours de la chirurgie; aussi notre objet, en en rappelant ici l'existence, n'est pas de nous livrer à un examen de cette maladie, mais simplement de citer un fait.

Pour ce qui est des *brides*, elles supposent une maladie plus sérieuse; il suffit, pour s'en former une idée, de considérer que celles-ci ne forment pas seulement obstacle à l'introduction de la bougie ou de la sonde, lorsqu'il devient nécessaire d'en introduire une, pour remédier à une rétention d'urine produite par quelque cause que ce soit; mais qu'elles peuvent encore la produire elles-mêmes. Le nombre des brides n'a rien de fixe: tantôt il n'y en a qu'une seule, tantôt il en existe plusieurs. Quant à leur situation, on a reconnu qu'elles se trouvent à l'entrée ou au milieu du canal, et quelquefois près du bulbe de l'urèthre. Lorsqu'il y en a plusieurs, la distance qui sépare l'une de l'autre ou les unes des autres, varie elle-même plus ou moins. Elles ont beau, au reste, s'attacher indistinctement à diverses parties du canal, tout tend néanmoins à faire croire qu'il y a dans cet organe des points d'où elles sont exclues. Le plus souvent, en effet, leur siége est en avant et près du bulbe; nous n'en avons du moins jamais rencontré au-delà. A la vérité, lors de l'introduction soit de la sonde, soit de la bougie, l'on éprouve souvent de la résistance au commencement du canal, et après avoir pénétré jusqu'au bulbe ; mais on reconnaît, en y réfléchissant, que le gonflement variqueux de ces parties est la cause à laquelle l'obstacle doit être attribué. Des cicatrices inégales qui se forment par suite de gonorrhées syphilitiques violentes et cordées, principalement de celles qui ont été accompagnées d'hémorrhagies abondantes ; voilà à quoi, en général, on doit attribuer la formation des brides. Une observation que l'on a été plusieurs fois à même de faire, c'est que la portion du canal de l'urèthre où les bride s se forment, est d'ordinaire plus blanche, plus solide que les autres portions. Il n'y a, au reste, qu'à l'aide de la sonde que l'on peut s'assurer de l'existence des brides ; car , les signes rationnels, quelque loin qu'on les suppose portés, n'équivaudront jamais à des preuves rigoureuses. Celles-ci sont, dans l'espèce, d'autant plus indispensables que les obstacles qui s'opposent à la sortie des urines, s'ils peuvent être produits par des engorgemens quelconques du canal, ils le sont aussi par plusieurs autres causes. L'on peut néanmoins regarder comme certain que des brides, quel qu'en soit d'ailleurs le nombre, sont le principe de l'embarras apporté au passage des urines, lorsque la sonde ou la bougie éprouvent, à l'instant de l'introduction, une résistance semblable à celle d'une corde tendue sur laquelle on appuierait un corps obtus ; car, immédiatement après que la difficulté est vaincue, l'on sent que la sonde ou la bougie fait comme un saut, et qu'après ce saut elle avance avec une grande facilité jusque dans la vessie.

L'on a été un certain temps sans avoir d'idées fixes sur les moyens propres à opérer la cure des brides. Deux méthodes ont été proposées, l'ulcération et la corrosion, d'une part, et la compression aidée de l'inflammation, de l'autre.

Pour la première méthode, il a fallu inventer diverses espèces de bougies escarotiques qui ont été successivement essayées. Mais les praticiens ont remarqué qu'aux douleurs multipliées, autant que vives, qui en sont inséparables, elles joignent un autre désavantage, celui de produire des inflammations très graves sur toutes les parties du canal qu'elles touchent. De si grands inconvéniens ont d'abord fait sentir la nécessité d'en cesser l'usage. L'on a ensuite inventé des sondes d'argent, dont le bout mobile peut, après que celles-ci sont introduites, s'extraire séparément, à l'aide d'un fil du même métal, au bout duquel on avait fixé un caustique approprié que l'on poussait alors à travers la sonde restée dans le canal. Ce nouveau moyen, quoique meilleur que l'autre qu'il remplaçait, était bien éloigné encore de remplir le but proposé, puisqu'entre autres vices il avait celui d'attaquer toute l'épaisseur de l'urèthre sur lequel il touchait, et d'y produire une escarre, d'où pouvaient très facilement résulter des fistules urinaires. Le peu d'avantage qui se trouvait être attaché à la nouvelle invention, n'en compensant pas, à beaucoup près, les dangers, il a fallu de même, après plus ou moins d'essais, l'abandonner.

On a enfin, par l'usage des bougies œdaliques, et des sondes de gomme élastique, employé la compression aidée de l'inflammation. Exempte de tous les inconvéniens attachés aux méthodes antérieures, celle-là offre une guérison d'autant plus sûre, que la compression exercée sur les brides les affaissant, et d'un autre côté, l'inflammation que l'on excite produisant une forte adhésion de celles-ci à la

portion du canal sur laquelle elles sont com-
primées, le passage qu'elles avaient obstrué se
trouve par là débarrassé et recouvre nécessairement sa liberté. Si, cependant, ces dernières étaient assez fortes pour résister à la
compression simple, on pourrait, au moyen
d'un cérat approprié, dont on enduirait la
bougie, exciter une inflammation qui, ac-
croissant l'adhérence de la bride aux parois
du canal, serait susceptible d'en achever la
cure, puisque c'est dans cette adhérence,
portée jusqu'à un certain degré, qu'elle consiste.

La méthode de la compression adoptée
par quelques anciens, l'a été ensuite par beaucoup de modernes. Mais c'est surtout aujour-
d'hui qu'elle jouit de l'honneur d'une adop-
tion pour ainsi dire générale. Jusqu'à nous
néanmoins le moyen d'exécution était réduit
aux seules bougies de gomme élastique ou de
métal, par la raison toute naturelle, que l'on
n'en connaissait pas d'autres; et nous nous
croyons obligés de le dire, les bougies œdaliques, dont l'invention est connue depuis long-
temps, et dont l'efficacité est, d'un autre côté,
avérée par tant d'épreuves successives, sont,

dans l'espèce, bien préférables à tout ce qui a pu les précéder. L'effet qu'elles produisent comme on vient de le dire, est la compression. Mais l'effet compressif dont les bougies de gomme élastique sont susceptibles, n'excède en rien celui que pourrait, par exemple, produire un coin, puisque la propriété rare autant que nécessaire d'augmenter de volume dans le canal, leur manque absolument. Ensuite leur séjour dans l'urèthre est toujours très incommode, parce qu'elles restent continuellement raides. Il n'en est pas ainsi des bougies œdaliques, qui, outre la propriété de comprimer à la manière du coin, ont celle d'augmenter de volume pendant leur séjour, et, par une conséquence nécessaire, d'accroître, sur la bride la force de l'effet compressif. De plus, la possibilité constante où elles sont de se ramollir, la facilité même avec laquelle elles acquièrent toujours ce nouveau caractère, fait que rien de réellement gênant n'est attaché à leur présence dans le canal.

L'obstacle le plus grand que l'on ait à vaincre dans le traitement de cette maladie est peut-être l'introduction des premières bougies. Mais les bougies œdaliques ont encore ici sur toutes les autres quelles qu'elles soient des avantages marqués. Les bougies de gomme élastique, en effet, se terminent ordinairement par une pointe aiguë, tandis que les bougies *œdaliques*, sont toujours terminées par une petite boule. On peut, d'après cela, juger facilement de la différence qui en résulte pour leur introduction, car celle-ci, avec leur petite boule, pénètrent plus aisément, glissent sur la bride : et dans le cas où il serait nécessaire d'appuyer plus fortement dessus, pour effectuer l'introduction supposée arrêtée par quelque obstacle, elles ont cela de précieux encore que l'on emploie avec elles ce genre d'efforts sans risquer de percer le canal; accident très grave, et qui, dans l'hypothèse de l'emploi des autres, est bien éloigné d'être impossible, puisque cet accident n'est pas même rare.

L'on ne peut rien dire de positif sur la longueur du traitement; cette circonstance étant subordonnée à l'ancienneté de la maladie, à la dureté, la force, le nombre des brides, et sans doute aussi à la conduite plus ou moins circonspecte du malade. Seulement, nous observerons que les mesures curatives doivent être prolongées pendant les quinze jours qui suivront l'instant où il n'y aura plus d'embarras dans le canal. Nous conseillons même de continuer leur usage après la guérison complète; mais la nuit seulement, pendant au moins un mois.

CHAPITRE VII.

Considérations générales sur les causes des Rétentions habituelles d'urine, et sur l'insuffisance des moyens proposés.

Quoique nous ayons déjà eu occasion de nous étendre sur le gonflement variqueux, soit du bulbe de l'urèthre, soit du tissu caverneux d'une des membranes qui en composent le canal ; quoique nous ayons non seulement dit mais encore prouvé que c'est dans ce gonflement-là que réside le principe le plus fréquent des rétentions habituelles d'urine, nous allons offrir un nouveau tableau de la marche de la maladie, considérée en soi, et de sa gradation croissante, afin que ce qui a été avancé de sa cause productive devienne plus sensible.

§ Ier.

L'anatomie fournit la preuve de l'existence de ce tissu caverneux de l'une des membranes qui composent le canal, et sur lequel

on a vu que les effets du gonflement frap-
pent, et de plus, celle de sa situation, à
l'endroit que nous avons indiqué. La physiologie, de son côté, nous apprend que ce tissu
se gonfle dans le temps de l'érection de la
verge, au point non seulement d'embarras-
ser le canal de l'urèthre, mais encore d'intercepter totalement le cours de l'urine, si l'érection est parfaite. Elle nous explique aussi
pourquoi, chez les êtres respectifs, toutes
choses d'ailleurs étant égales , la verge est
grosse en proportion de la force et de la fréquence des érections auxquelles elle aura été
sujette ; enfin , elle démontre pourquoi, communément alors, la verge gagne en grosseur
ce qu'elle perd en raideur. Pour ce qui est du
tissu caverneux de l'urèthre, il est aisé de concevoir qu'ayant , par sa nature, moins de
densité que celui des corps caverneux , il doit
être moins capable de résister à l'action du
sang qui, pendant l'érection , tend à le dilater.
Ainsi , perdant peu-à-peu son élasticité, et ne
revenant plus complètement sur lui-même , il
restera dans un état de gonflement plus ou
moins marqué, mais qui produira dans l'écoulement de l'urine une gêne proportionnée à

l'étendue de l'embarras. C'est ce qu'on est à même de remarquer chez presque tous les vieillards, puisque en général, à leur égard, et sans qu'il y ait eu de maladie, la lenteur avec laquelle l'urine sort est telle, qu'elle bave plutôt qu'elle ne jaillit. Mais si, à cette première cause, celle de la perte de l'élasticité du tissu caverneux, il vient s'en joindre une seconde, l'affaiblissement de ce tissu occasionné par des gonorrhées successives et fréquentes, ou par une seule gonorrhée, mais dont la durée aurait été longue, parce qu'elle serait devenue habituelle ; il est aisé de voir que cette circonstance, augmentant beaucoup l'embarras du passage, le portera bien plus vite à ce degré que suppose la rétention d'urine elle-même.

En rapprochant maintenant la théorie qui vient d'être développée de ce qui, le plus souvent, arrive dans l'état pathologique, on reconnaîtra que chez les hommes qui n'ont jamais eu de gonorrhées et n'ont pas vu beaucoup de femmes, ou qui ont été très modérés dans leur commerce avec la même femme, il n'existe jamais de rétention d'urine, même dans l'âge le plus avancé; que chez ceux qui,

supposés encore n'avoir jamais eu de gonorrhées, ont été, d'un autre côté, sujets à des
érections fortes autant que fréquentes il survient, mais au temps seulement de la vieillesse, un embarras dans le cours des urines;
ce qui les fera uriner lentement.

Enfin, on reconnaîtra que, presque toujours, les hommes qui ont eu beaucoup
de gonorrhées, ou qui en ont gardé une
pendant long-temps, sont de bonne heure
exposés à une difficulté d'uriner; que cette
difficulté peut, en raison de la rapidité de
ses progrès, devenir très promptement une
rétention complète d'urine, et se manifester
dès l'âge de vingt-cinq ou trente ans, ou tout
au plus de quarante.

Assez ordinairement, la difficulté d'uriner
n'est accompagnée, dans le principe, d'aucune
douleur. Le malade ne s'en aperçoit que parce
que le jet de l'urine diminue de grosseur et
de vitesse; que souvent même en sortant il
se bifurque ou sort en formant le tire-bou-
chon. Mais les progrès de la maladie, quoique
réels, sont d'ailleurs si lents, qu'ils échap-
pent à l'œil du malade, au point de ne pas lui
permettre de se douter même de l'état déjà

trop inquiétant où il se trouve. Après pourtant un espace de temps assez considérable, comme trois ou quatre ans, ce qui n'avait pas été ostensible le devient : le jet de l'urine est diminué ostensiblement d'un quart, d'un tiers et souvent de plus de moitié; le malade est très long-temps pour rendre un verre ordinaire d'urine. A la suite des temps et progressivement, le jet ne paraît pas plus gros qu'un fil. Le malade, tourmenté par des envies fréquentes d'uriner, emploie, pour y parvenir, des efforts très grands; souvent il éprouve des cuissons plus ou moins vives en urinant; d'autres fois, il n'en éprouve point; l'extension graduelle du mal se soutenant, ce n'est plus un jet, même faible, ou prodigieusement diminué, mais un peu d'urine qui tombe goutte à goutte. Alors, pour en rendre un demi-verre, il faut qu'il emploie les grands efforts, soutenus et prolongés pendant un quart d'heure, et même une demi-heure. Ces efforts sont si violens que souvent ils forcent le malade d'aller à la garde-robe malgré lui, et déterminent chez lui des hernies, la chute de l'anus et le gonflement des hémorroïdes; et telle est, dans cet état de la maladie, la fréquence du besoin d'uriner, que la nécessité où est le malade d'y satisfaire, à toute heure du jour et de la nuit, lui ôte jusqu'à la possibilité de dormir. La maladie faisant toujours des progrès, les douleurs qu'il éprouve en urinant sont très vives ; et la force, ainsi que le volume du gonflement variqueux, sont bientôt portés au degré qui produit très promptement, non seulement une difficulté d'uriner, mais l'interruption totale du cours de ce fluide.

§ II.

Les anciens étaient bien éloignés d'attribuer aux causes qui viennent d'être indiquées une maladie si dangereuse, puisqu'ils prétendaient que les caroncules, les callosités, et, en un mot, les verrues ou excroissances de chair, en étaient le principe. Aussi, s'efforçaient-ils de les consumer, en employant, pour cela, des corrosifs qu'ils introduisaient dans l'urèthre, à l'aide des bougies.

On voit, dans les livres publiés par des hommes célèbres de cette époque, et entre autres, dans les ouvrages de *Sennert*, et du père de la chirurgie française, le bon et savant *Ambroise Paré*, etc., des machines inventées à ce dessein , et l'énumération d'un grand nombre de formules d'onguens corrosifs ou desséchans , dont on faisait des tentes, des bougies , etc. En parlant des brides (1), nous avons déjà eu occasion de prouver le danger attaché à l'emploi des caustiques ; et il semble inutile d'insister davantage sur cette méthode proposée par les anciens, quand eux-mêmes citent beaucoup d'exemples de personnes qui ont dû au malheur d'y avoir recouru des inflammations à la verge, des abcès au périnée, et même quelquefois la gangrène. Les bougies de *Daran*, imaginées par des raisons et dans des vues encore égales, quoique moins dangereuses, ne sont pourtant pas encore totalement exemptes de ces inconvéniens. Loin , en effet, d'atténuer la difficulté d'uriner, elles l'augmentent : toutefois le système de combinaison auquel elles tiennent a beau être depuis long-temps décrié, il est encore aujourd'hui des hommes très instruits d'ailleurs, mais peu habitués à traiter les maladies de l'urèthre, et des charlatans qui les emploient.

(1) Voyez notre Traité de la Gonorrhée, page 325 et suivantes.

Les modernes, tels que Desault et Bichat, ayant été à portée de se convaincre des accidens attachés à l'emploi des caustiques, et des bons effets que produisent la compression, la dilatation, et une légère inflammation, ont abandonné l'usage des corrosifs, pour s'en tenir à une manière plus simple et plus facile, laquelle consiste à aplanir les obstacles qui embarrassent le canal, et par conséquent à le dilater.

Pour y parvenir, on s'est d'abord servi d'une canule d'argent, droite et ouverte des deux bouts, qni pouvait être commodément introduite dans l'urèthre, jusqu'au point où commencent les obstacles. On préparait, en même temps, avec une toile fine, des tentes que l'on imbibait de cire fondue, et que l'on roulait en petits cylindres, en la pressant fortement entre deux ais chauds et bien unis. A chacune de ces tentes qui étaient dures, fermes, de différente longueur et de différente grosseur, était attaché un fil gros et long; et l'on se servait d'abord de celle qui était très mince et très courte. Pour cela, on l'insinuait dans les cavités de la canule (qu'on avait eu l'attention d'introduire d'a-

bord et de laisser introduite dans le canal),
jusqu'à ce que le malade sentît le besoin d'uriner. Il était alors aisé d'extraire la tente par
la partie du fil, qui était extérieure. Cette
tente, par son séjour, plus ou moins prolongé dans l'urèthre, et en s'imbibant de l'humeur de ce canal, s'y enflait; plus ce dernier
effet était porté loin, plus elle dilatait le canal; ce qui préparait l'introduction possible
d'une seconde tente, supérieure à la première, et en grosseur et en longueur. Celle-
ci à son tour, faisait place à une troisième
qui l'emportait encore sur la seconde des
deux mêmes manières ; et toujours ainsi en
augmentant, jusqu'à ce que l'on fût arrivé à
un degré de dilatation qui assurât à l'urine
la possibilité de couler à plein canal. Lorsqu'on parvenait à un résultat aussi heureux,
il n'était pas de longue durée; et l'expérience
a prouvé que la méthode des tentes, outre
son peu d'utilité, se trouvait encore, dans
les stranguries opiniâtres, non seulement
impuissante, mais assez souvent dangereuse ;
les raisons en sont aisées à déduire.

La tente que l'on introduit dans l'urèthre,
n'étant pas, à beaucoup près, aussi longue

que le canal, ne le dilate que d'une manière très inégale, c'est-à-dire à l'endroit seulement qu'elle occupe ; de là il suit que les portions du canal qu'elle n'atteint pas, se resserrent en raison proportionnelle de la dilatation produite sur le point qu'elle occupe, comme nous l'avons observé en parlant du traitement des brides qui se forment dans le canal (1). A l'impuissance, et même, on le répète, au danger du moyen considéré en soi, se joignent encore l'embarras et l'incommodité que son usage suppose ; car il n'est guère possible que le malade s'en acquitte seul ; il est, au contraire, toujours nécessaire qu'un chirurgien le seconde. Ce genre d'assujétissement est vraiment fâcheux dans un traitement qui, au lieu de se réduire à une durée de quelques jours, est, comme celui-ci, long et habituel ; aussi a-t-on été obligé encore d'abandonner cette méthode que l'on a, par suite de temps, remplacée par une autre que nous allons examiner.

On préparait pour celle-ci 10 à 12 baguettes ou soudes de plomb, exactement

(1) Voyez chapitre V, page 325 de notre Traité de la Gonorrhée.

rondes et passées par la filière. Elles devaient avoir, chacune, 9 à 10 pouces de long, mais être de différente grosseur. La plus grosse l'était un peu plus qu'une plume à écrire, et chacune des autres progressivement moins. Après avoir vidé la vessie, l'on choisissait la plus petite de ces sondes; puis, la frottant d'huile d'amande douce ou de beurre, on l'introduisait dans l'urèthre, en la poussant à travers les obstacles, le plus avant qu'il était possible, mais pourtant sans que l'effort fût porté jusqu'à causer de la douleur. Si, dès le premier jour, elle entrait daus la vessie, c'était là sans doute un résultat très heureux; mais quand elle se serait arrêtée, il était, dans ce cas-là même, toujours assez facile d'aller droit jusqu'à la racine de la verge ; et, lorsqu'on y était, il fallait, de temps en temps, comprimer le périnée, afin, de plier l'instrument, c'est-à-dire de lui faire prendre la conformation des courbures du canal : ensuite, on continuait l'introduction jusqu'à ce qu'on eût fait parvenir dans la vessie cette baguette de plomb; elle se moulait si parfaitement sur les courbures du canal de l'urèthre, qu'en la retirant, elle représentait toutes les formes qu'elle avait prises. Mais, d'un autre côté, les difficultés qu'on éprouvait à les introduire ; leur raideur, les efforts qu'il fallait faire pour les ployer d'une manière assortie elle-même aux courbures du canal, la possibilité de les casser, leur pésanteur; en un mot, la gêne que le malade éprouvait à marcher après qu'elles étaient introduites; tout cela fit bientôt sentir la nécessité d'en chercher de plus convenables ou de mieux appropriées. C'est pourquoi l'on inventa plusieurs espèces de bougies emplastiques, et autres dont l'énumération serait trop longue; et enfin, parurent les sondes et bougies de gomme élastique, lesquelles on employa de la même manière que celle de plomb. On ne saurait disconvenir qu'à l'avantage de présenter beaucoup moins d'inconvéniens, les bougies de gomme élastique réunissaient d'autres avantages très importans, comme d'être moins pesantes, plus flexibles, d'avoir un poli bien plus doux, et, ce qui doit surtout être considéré, de n'être point susceptibles de se casser. Une supériorité aussi marquée sur tous les moyens antérieurs proposés, appréciée comme elle le fut par les personnages les plus marquans' de la chirurgie, assura à ces bougies, dès qu'elles parurent, une vogue et une préférence dont on ne peut trop répéter que, dans le point de comparaison qui existait seul alors, elles étaient exclusivement dignes.

Mais, en adoptant l'usage des bougies et des sondes de gomme élastique, comme moyen propre à remédier, par la compression, aux difficultés habituelles d'uriner, il restait un objet à remplir : c'était qu'elles ne gardassent pas la raideur qu'elles avaient avant leur introduction et qu'elles devinssent flexibles de manière à ne gêner en rien les mouvemens du malade. A cet égard, les élastiques, de même que celles de plomb, laissaient tout à désirer, puisque le degré de raideur dont les unes et les autres sont douées à l'instant de l'introduction, elles le gardent invariablement encore après, et pendant tout le temps qu'elles sont introduites. C'est là aussi ce qui nous a engagé à leur substituer, pendant un temps, celles composées de cire simple, parce que ces dernières n'ont besoin que d'entrer dans le canal, pour devoir aussitôt à la chaleur qu'elles y trouvent la possibilité de devenir plus molles et plus flexibles.

De tant de moyens inventés, aucun ne pouvait remplir, au moins d'une manière directe et positive, l'objet proposé, savoir la compression et la dilatation du canal, puisqu'aucun d'eux n'avait la propriété d'augmenter de volume dans le canal ; si, pourtant, on excepte de la généralité d'une telle proposition, ces tentes ou mêches de toile fine, imbibées de cire, que l'on introduisait à l'aide d'une sonde d'argent. Mais on a vu que la dilatation que celles-là même produisent, étant très inégale, est, au résultat, moins avantageuse peut-être que nuisible. Une autre découverte, celle des bougies faites avec les cordes à boyau, préconisée par feu Peltan, a encore été essayée. Ces dernières qui ont bien, au moyen de l'humidité qu'elles rencontrent dans le canal, la propriété de s'y gonfler, ne remplissent pourtant pas encore complétement le but désiré, parce que le gonflement qu'elles acquièrent est inégal et ne comprend pas toute leur longueur. Or, la très grande difficulté qu'on éprouve à les introduire ; l'impossibilité de les extraire, sans occasionner au malade de vives douleurs , laquelle impossibilité résulte de cette inégalité de dilatation, sont deux raisons qui n'eussent-elles été, lors des premiers essais, jointes à aucune autre, auraient seules fait sentir la nécessité d'en abandonner l'usage. On pourrait, si on le voulait, entrer dans de plus grands détails sur les moyens proposés pour remédier aux rétentions habituelles d'urine ; mais voilà, en général, l'idée qu'il convient de se former des essais antérieurement faits, et qui, s'ils sont séparés du but proposé, par des distances inégales, se ressemblent tous du moins dans un point fondamental, qui est l'impossibilité d'y atteindre.

§ III.

Pour nous qui, long-temps placé entre ces systèmes divers, avons, de plus, toujours été persuadé que la cause des difficultés habituelles d'uriner réside dans le gonflement variqueux du bulbe de l'urèthre, nous n'avons rien vu à brûler dans ce canal ; ainsi nous avons rejeté, sans aucune espèce de restriction ni de réserve, les bougies escarotiques. Quant aux bougies irritantes de *Daran*, lesquelles sont aujourd'hui distribuées par M. *Vangameren*, nous ne les avons pas davantage admises ; parce que de tous les accidens qui accompagnent cette maladie le plus redoutable est, sans contredit, l'inflammation du canal de l'urèthre. Or, il est certain que toutes les bougies irritantes et les escarotiques l'excitent toujours et souvent même d'une manière très alarmante. Nons n'avons pas rejeté les *comprimans*, et nous répétons même que, parmi eux, nous avons distingué les bougies de cire blanche, ou celles qui sont faites avec l'emplâtre de *diachilon* gommé, lesquelles nous préférons aux bougies de gomme élastique, pour les raisons que nous avons déduites quelques lignes plus haut ; mais ces dernières même ne dilatant le canal de l'urèthre qu'à la manière de coins, l'effet que l'on doit en attendre est lent autant qu'imparfait. Nous avons donc cherché des bougies qui aux propriétés de dilater à la manière du coin réunissent celle plus rare, et surtout plus précieuse, de se gonfler dans le canal par l'humidité qu'elles y rencontrent. Il y a déjà plus de trente ans que nous avons annoncé, pour la première fois, non seulement la découverte, mais encore la constante efficacité des bougies que ce caractère particulier distingue, et auxquelles nous avons donné le nom de *bougies œdaliques*, et du mot grec *œdaleon*, qui en peint justement l'effet, puisqu'il signifie *gonflé par l'humidité*. Associés à toutes les *capacités* curatives de toutes les bougies qu'on a inventées jusqu'à nous ; telles que les emplastiques ; celles faites avec la corde à boyau ; celles de gomme élastique, etc. ; les *œdaliques* ne partagent aucune de leurs imperfections. On ne répétera pas ici ce qui a été dit ailleurs sur la facilité de leur introduction, et la certitude de l'avantage qu'elles seules présentent à celui qui les emploie, c'est-à-dire de pouvoir, au moyen de la petite boule qui les termine, forcer au besoin certains obstacles, sans risquer de percer le canal et de faire des fausses routes, accident extraordinairement grave, qui était si à craindre et si fréquent, lorsque l'on voulait vaincre tous les obstacles avec une sonde d'argent, ou détruire ces mêmes obstacles par l'usage des caustiques, comme l'a proposé M. Ducamp, dans une brochure qu'il a publiée en 1822.

Il est impossible qu'avec les bougies œdaliques on ait à craindre ces accidens ; parce que molles, et flexibles comme un linge, dix minutes après leur introduction, elles se prêtent sans effort à toutes les courbures du canal de l'urèthre, ainsi qu'aux divers mouvemens que peut faire le malade, sans lui faire éprouver la moindre douleur; mais ce qui les met dans une classe à part, et les rend supérieures à toutes les sondes et les bougies inventées jusqu'à nous, c'est la grande et l'essentielle propriété, si long-temps cherchée, de se gonfler dans le canal, et d'y acquérir en très peu de temps un accroissement de volume porté jusqu'au sixième de la grosseur de la bougie.

CHAPITRE VIII.

Dissertation sur les bougies œdaliques, considérées comme l'unique moyen de guérir les Rétentions habituelles d'urine.

Les sciences et les arts font chaque jour des progrès plus ou moins marqués, suivant leur utilité, la protection qui leur est accordée, l'activité et l'intelligence de ceux qui s'y livrent; il en est qui procurent un soulagement précieux à l'humanité; il en est d'autres qui ne font que procurer ou indiquer un surcroît de plaisir et de jouissance aux riches. Ce sont ordinairement ceux-là que l'on préconise le plus, et dont chaque jour la renommée nous étourdit.

Du premier de ces deux genres sont les bougies œdaliques, dont nous avons déjà parlé et dont, dans ce chapitre, nous voulons faire connaître les usages et les propriétés.

6,

Les praticiens sont convaincus, par l'expérience, que les maladies produites par le retrécissement du canal de l'urèthre, sont très multipliées aujourd'hui, et qu'elles étaient très rares avant l'existence de la syphilis en Europe. Toutefois, si l'on s'en rapporte, pour leur traitement, aux principes reçus, leur inconvénient n'est pas seulement d'être très nombreuses, mais encore, d'après l'avis des hommes de l'art les plus instruits, d'être très difficiles à guérir, et beaucoup d'entre eux ont prononcé qu'elles étaient incurables ; et si quelques-uns, parmi ces derniers, dans les consultations qu'ils donnent aux personnes qui en sont affectées, n'excluent pas la possibilité de l'emploi de certains palliatifs, ils s'accordent tous néanmoins dans le refus de croire à l'existence de moyens curatifs, supérieurs à tous ceux qu'on a employés jusqu'à nous, moyens qui soient capables non seulement d'attaquer le principe du mal, mais de le détruire de manière (à l'aide d'une précaution que nous indiquerons) à en rendre le retour à jamais impossible. Les bougies œdaliques, dont nous n'avons cessé de faire usage depuis plus de trente ans, et l'usage qu'en font plu-

sieurs de nos confrères, nous mettent à même
d'assurer que tel sera toujours le résultat de
l'emploi de ce moyen ; en sorte que le malade
qui depuis long-temps n'urine que goutte à
goutte, ou chez lequel même les urines sont
totalement interceptées, est certain que dix
ou quinze minutes après l'introduction de la
première bougie le cours des urines sera
plus libre ; que cette première amélioration
ne sera pas restreinte à quelques instans ;
qu'elle s'étendra, au contraire, à plusieurs
jours, et qu'en continuant d'en faire usage
aussi long-temps que le traitement l'exige,
c'est-à-dire pendant un mois ou un mois et
demi, l'on sera certain d'uriner à plein canal,
et qu'enfin, si l'on veut prendre la précaution,
bien simple et bien facile dont nous avons
déjà parlé, qui consiste à mettre une bougie
tous les quinze jours, le malade sera certain
d'uriner librement toute sa vie, ainsi que
l'expérience n'a jamais manqué de le prouver,
soit aux nombreux praticiens qui les ont em-
ployées pour leurs malades, soit aux malades
qui se sont adressés directement à nous.

Une autre qualité très précieuse encore ,
dans les bougies œdaliques, c'est cette facilité,

ou si l'on veut, cette mobilité de constitution qui permet de leur adjoindre, dans l'occasion, des propriétés qu'elles n'ont pas par elles-mêmes. Ainsi, on peut, à volonté, les rendre *émolliantes*, *dessicatives*, *fondantes*, etc., en les enduisant d'un cérat approprié à celui des effets que l'on veut produire, et ces propriétés accidentelles, qu'on y joint, et qu'elles transportent avec elles dans le canal, ne les empêchent pas de conserver celle qui doit être considérée comme leur étant essentiellement propre, *la dilatante*. Ce que nous venons de dire sur les bougies œdaliques doit suffire pour donner une idée des nombreux cas auxquels elles s'appliquent, et de la prodigieuse étendue des ressources qu'elles offrent, en raison de cette succession d'états divers par lesquels on peut arbitrairement les faire passer.

Mais si de cette variété de qualités, dont la réunion leur donne tant d'avantages sur toutes les autres, nous revenons à considérer ce qui leur est naturel et propre, c'est-à-dire la propriété précieuse, en même temps qu'exclusive, *de dilatation* et de gonflement, nous devons ajouter, pour achever de les faire connaître,

que par l'extrême facilité qu'elles ont d'élar-
gir toute l'étendue du canal, jusqu'au degré
que l'on désire d'atteindre, elles facilitent
la sortie des glaires, des graviers, et même
des petites pierres qui, en s'arrêtant souvent dans le canal et l'obstruant, interceptent,
toujours sinon totalement, du moins en partie,
le passage des urines. C'est pourquoi elles con-
viennent dans le traitement des écoulemens anciens et rebelles, parce qu'elles ouvrent la voie
aux remèdes locaux qu'il est souvent nécessaire
d'employer pour en tarir la source, et dont
on a déjà dit qu'elles peuvent, lorsqu'on le
juge convenable, effectuer le transport. À
tant de propriétés attachées à ces bougies
on ne doit pas oublier de joindre la faculté
d'en construire qui, introduites dans les ouvertures fistuleuses, remplacent l'éponge préparée, avec des avantages marqués; en sorte
que, sans se liver à aucune explication ulté-
rieure, l'on peut, en ne les considérant même
que dans la multiplicité d'attributs qui y sont
inhérens, avancer, sans crainte de se tromper, qu'il n'y a point peut-être de maladie
du canal, où leur usage ne produise les plus
heureux résultats, lorsque du moins les

mains dans lesquelles elles se trouveront placées, seront (car c'est là une condition rigoureuse, et qui dérive de la nature même des choses) capables d'en diriger les effets.

Tel est le jugement que ne pourra se dispenser de porter sur ces bougies toute personne impartiale qui en aura mis les propriétés à l'épreuve : tel est, en effet, celui qu'en ont porté plusieurs médecins et chirurgiens de Paris et des départemens. Elles sont capables de se prêter à toutes les additions, les transformations, que l'état accidentel du malade exige; également fortes et de ce qu'elles ont et de ce qu'elles empruntent, elles concourent à la réalisation d'un très grand nombre de cures, comme puissances *auxiliaires*, en même temps que comme *agens principaux*, elles en effectuent d'autres infiniment plus importantes, plus épineuses, et même jusqu'à ce jour réputées impossibles. Une observation très importante à faire, c'est que les bougies œdaliques, par leur construction et leur conformation, ne peuvent jamais blesser les malades, en supposant même que l'opérateur y mette de la rudesse ou de la maladresse; la petite boule qui les termine, en leur permettant de glisser sur les cicatrices, les brides et les valvules qui se trouvent dans le canal de l'urèthre, les met dans l'impossibité de les percer, et si la résistance est trop forte elles se replient sur elles-mêmes, et par cette raison elles ne peuvent ni blesser le malade ni faire de fausses routes, quelque force qu'on emploie pour les faire pénétrer. Très ordinairement il arrive que cette petite boule se détache de la bougie lorsque cette dernière a pénétré soit dans la vessie, soit dans le canal de l'urèthre, et y a séjourné une demi-heure, c'est ce qui fait que plusieurs praticiens et des malades nous ont interrogé pour savoir s'il y avait quelques inconvéniens à cela. Nous nous croyons obligé pour les tranquilliser de leur dire que ce qui entre dans la composition de ces petites boules est une gomme coloriée qui se fond et se dissout totalement pour peu qu'elles restent introduites, et cela si complétement qu'il n'en reste aucun vestige.

Ainsi elles ne laissent aucun doute sur l'impossibilité absolue où elles sont de ne jamais former le noyau d'un calcul urinaire : en lisant (page 157) la lettre de M. le comte de *** homme estimable qui depuis 26 ans en fait usage, on aura la preuve de ce que j'avance. Nous pouvons affirmer que jamais il nous en a été porté aucune plainte.

Les rétentions habituelles d'urine étant par leur nature très lentes à se développer, celui qui en est affecté, ou le médecin chargé de donner ses soins au malade, sont à même de prévoir le moment où la maladie est assez grave pour nécessiter que l'on s'occupe d'en arrêter les progrès, et d'en opérer la cure. L'usage des bougies œdaliques n'entraînant avec lui aucun danger, ni même aucun inconvénient, l'on ne saurait trop tôt employer ce moyen, pour éviter les suites de cette maladie, et celui qui connaîtra nos bougies et la certitude du résultat avantageux qu'il en obtiendra, se fera un devoir d'y recourir le plus tôt possible.

Si nos bougies eussent existé au moment où les *Desault*, les *Bichat*, etc., faisaient faire de si grands progrès à la chirurgie française, on ne les aurait pas vus dans la dure nécessité de forcer les obstacles, en introduisant de vive force une sonde d'argent à travers le canal de l'urèthre, jusque dans la vessie, aux risques de faire de fausses routes ; nous savons bien que leur grande habileté, leur savoir et leur grande expérience leur faisaient presque toujours éviter cet accident si dangereux ; mais combien ils auraient été heureux de connaître un moyen certain d'obtenir les mêmes résultats, sans exposer les malades à aucun inconvénient : la compression des obstacles et la dilatation du canal, aidée d'une légère inflammation, tels étaient les objets vers lesquels ils dirigeaient leurs savantes recherches ; c'est dans cette intention qu'ils employèrent les bougies faites avec la corde à boyau, parce qu'ils avaient reconnu qu'elles se gonflaient dans le canal, une fois qu'elles y étaient introduites ; mais la difficulté de leur introduction, et le gonflement inégal dans leur étendue, qui en rendait l'extraction très difficile et douloureuse, les forcèrent bientôt de renoncer à en faire usage.

Alors, faute de mieux, ils eurent recours à l'usage des bougies de gomme élastique, qui ont l'avantage de pouvoir être introduites et retirées très facilement, mais qui n'exercent la dilatation qu'à la manière du coin,

en conservant une raideur très incommode
à supporter pour les malades, parce qu'elles
n'ont aucunement la faculté de se ramollir et
de se gonfler; aussi ne peuvent-elles opérer la
dilatation du canal et la compression des obstacles qu'avec la plus grande lenteur; et ce
n'est qu'avec beaucoup de persévérance que
l'on peut arriver à un heureux résultat.

Malgré tous ces désavantages, il est certain que l'usage des bougis de gomme élastique était encore le meilleur moyen de tous
ceux que l'on avait proposés jusqu'à présent;
c'est pourquoi les praticiens l'adoptèrent presque unanimement, et aujourd'hui même c'est
encore celui qui est le plus généralement
employé.

Notre intention était de ne point terminer
cette dissertation sans parler d'un moyen proposé par M. Ducamp. Mais nous avons la certitude qu'un de nos confrères, célèbre litho-
tomiste, M. Souberbielle travaille à la ré-
futation de cet ouvrage. Nous nous bornerons
donc à observer que ce procédé, connu du célèbre Ambroise Baré, le père de la chirurgie,
était entièrement abandonné depuis plusieurs
siècles, parce qu'il est trop dangereux et d'une

exécution douloureuse, difficile, sans résultat certain, ce que nous pouvons facilement démontrer dans ces propositions. D'après notre impartialité nous devons cependant avouer que M. Ducamp a beaucoup perfectionné les instrumens dont il se servait pour reconnaître le point du canal où est le siége du rétrécissement ; que les moyens qu'il a employés pour y introduire le caustique sont très ingénieux ; nous ajouterons même que le choix qu'il a fait parmi les caustiques, en adoptant *la pierre infernale* (que, dans la nouvelle nomenclature de chimie , l'on désigne sous le nom de *nitrate d'argent fondu*), est de tous celui que nous croyons le moins mauvais. Mais toujours restera-t-il démontré aux yeux les moins clairvoyans qu'un caustique introduit dans le canal de l'urèthre, déjà rétréci par la maladie, doit nécessairement produire et produit en effet une irritation et un gonflement des parois internes de ce canal , et , par une conséquence immédiate, augmenter la difficulté d'uriner , produite par ce gonflement même, et qu'alors au lieu de soulager le malade, on aggrave de beaucoup son mal, ce qui oblige de renoncer à l'emploi de ce moyen.

Que le canal subissant plusieurs courbures très prononcées dans son trajet, l'instrument fait en argent en forme de sonde droite, qui est destiné à servir de conducteur au caustique, doit nécessairement et même très souvent, et lorsqu'il arrive à l'une de ses courbures, porter le bout introduit directement sur la paroi interne du canal; en y portant ensuite le caustique, il se trouve appliqué sur cette paroi même, et non sur l'obstacle que l'on voulait détruire, et en persistant dans l'emploi de ce moyen l'on peut percer le canal de dedans en dehors, ce qui produit tous les accidens qui sont les suites des fausses routes opérées sur cet organe.

Maintenant que la première tâche que nous nous étions particulièrement imposée dans ce chapitre, celle de caractériser *les bougies œdaliques*, est remplie, quoique d'une manière imparfaite, parce qu'elle est très succincte; il nous en reste une seconde, qui est de faire connaître, par une explication claire, frappante, et, s'il est possible, à la portée de tous les lecteurs, la manière d'en faire usage. Cet article exige l'attention la plus sérieuse, puisque, si les réflexions qui précèdent sont

l'énonciation des propriétés attachées au traitement, ce qui va suivre est le traitement lui-
même mis en pratique.

CHAPITRE IX.

Méthode suivant laquelle il faut employer les Bougies œdaliques, et la manière de les introduire.

Avant de parler de l'introduction ou de la manière dont elle s'effectue, il est nécessaire d'indiquer deux précautions, l'une par rapport au malade, l'autre, par rapport à la bougie.

Celle relative au malade se réduit à uriner, dans le cas pourtant où cela lui serait possible, immédiatement avant l'introduction.

A l'égard des mesures préparatoires que la bougie exige, elles consistent à la graisser d'abord avec un peu d'huile d'amandes douces, ou de bonne huile d'olives; après quoi, l'on passera doucement la bougie entre le pouce et l'index, afin d'enlever, par ce léger froissement, les ordures qui auraient pu s'y attacher.

La bougie ainsi préparée, on la prend vers les deux tiers de sa longueur avec le pouce et l'index d'une main, tandis que de l'autre on soutient la verge avec deux doigts, sur un plan horizontal au-dessous du gland, mais sans la presser, et en l'alongeant en ligne droite. L'on introduit ensuite la bougie peu-à-peu, et sans forcer, par sa petite extrémité. Lorsque la pointe de la bougie est arrivée jusqu'à la racine de la verge, il faut un peu relever celle-ci, afin de préparer, par là, l'entrée de la bougie dans la courbure que les os pubis font faire au canal, en cet endroit.

Une fois parvenue au point où commence la courbure, si la bougie résiste aux efforts faits pour l'introduire, il sera nécessaire d'écarter un peu la verge du ventre, c'est-à-dire de la rabaisser un peu, et de presser avec le bout du doigt, en appuyant sur le canal, vis-à-vis le lieu où la pointe se sera arrêtée; afin de parvenir, par ce nouveau moyen, à en diriger la marche dans la courbure de l'urèthre. L'on doit faire cette pression sur la portion du canal située entre les bourses et l'anus. Avec cette double précaution, l'on

7

fera disparaître les plis que forme habituelle-
ment la membrane interne de l'urèthre; car
faute d'y recourir, cette partie du canal, au
lieu de devenir unie, ne cesserait pas d'être
hérissée par ces replis, et alors ils oppose-
raient au chirurgien des obstacles qu'il pourrait prendre pour des corps étrangers.

Si, malgré tous ces ménagemens, la bougie
éprouve dans son introduction de la résistance, il est à présumer que la cause en est
dans le rétrécissement du canal, et ici il est
nécessaire d'établir une distinction entre ce
qui est désirable et ce qui est possible. Le but
désiré est que la bougie pénètre jusqu'au-delà
du col de la vessie; mais un résultat aussi
heureux est rarement possible les premières
fois; en sorte que, quand on ne peut pas
réussir, le chirurgien doit s'arrêter à l'endroit
précis et positif où l'obstacle qui s'oppose à
ce qu'elle pénètre plus avant se fait fortement
sentir; alors il suspendra l'introduction pendant une minute, puis il fera une nouvelle
tentative, et, en cas de résistance, il suspendra encore l'introduction, pour l'essayer
de nouveau; enfin, après plusieurs tentatives,
s'il voit que l'obstacle est insurmontable, il

coupera avec des ciseaux la portion de la bougie restée hors du canal, à un pouce de son ouverture, ou, ce qui est la même chose, de l'extrémité du gland; en sorte que cette longueur d'un pouce continue d'être visible, même après ce retranchement.

Cette première opération faite, il faudra attacher à la partie excédante de la bougie introduite, du fil ciré, ou bien un fort fil ordinaire, que l'on passera autour, en l'y fixant par un nœud double, solide et bien serré. Ensuite, l'on prendra un linge dont on placera le centre vis-à-vis la pointe de la partie excédante de la bougie, et, l'étendant ensuite en forme d'enveloppe, tant sur la longueur de la partie excédante de la bougie, que sur la verge elle-même, on l'y fera avancer jusque derrière le gland : endroit auquel il faudra le fixer par un autre fil ou du coton, que l'on aura l'attention de ne pas serrer beaucoup, afin que la verge, dans le temps des érections qui peuvent survenir naturelle-ment, ou produites par la présence de la bougie, ne se trouve pas dans un état de compression et d'étranglement.

Telles sont les deux précautions (d'un côté

*l'attache du fil à la partie excédante de la bou-
gie*, et, de l'autre, *le linge placé vis-à-vis
la pointe de cette même partie excédante,
et arrêté ensuite, en forme d'enveloppe, sur la
verge*); telles sont, disons-nous, les deux
précautions qu'il est rigoureusement indispensable de prendre immédiatement après
l'introduction.

Voici maintenant les raisons sur lesquelles
est fondée la nécessité de l'une et de l'autre
précaution.

A l'instant où la bougie est introduite, deux
inconvéniens sont également à craindre : le
premier (et ce serait le plus dangereux),
c'est que la bougie, entrant d'elle-même dans
le canal, et s'y enfonçant totalement, n'offre
plus soit au malade soit à celui qui le traite
de prise extérieure pour la retirer; ce qui,
nous le répétons, offrirait un inconvénient
d'une nature très grave.

Le second inconvénient, qui serait l'opposé
du premier, c'est que la bougie introduite,
au lieu de s'enfoncer, ne s'échappe de manière
à priver tout-à-fait de sa présence, et des
effets dilatans qui y sont attachés, le canal
sur lequel, au contraire, elle est spécialement
appelée à les produire.

Or, on évite le premier de ces inconvéniens, on le rend même absolument impossible par les mesures indiquées, *l'attache
solide d'un fil fort sur la partie visible et
excédante de la bougie introduite;* puisqu'en
supposant que, par des progrès spontanés
d'introduction, cette partie, primitivement
visible, s'enfonce de manière à ne plus offrir
de prise extérieure, le fil, resté attaché à l'extrémité de cette bougie, supposée entrée totalement dans le canal, offrira toujours un
moyen sûr, à l'aide duquel on pourra, quand
on le voudra, l'en extraire.

A l'égard du second inconvénient, qui serait celui d'un séjour trop peu durable de
la bougie dans le canal, on le prévient d'une
manière non moins sûre, par *l'emploi du linge
proposé*, car le bout ou la pointe de la partie excédante de la bougie étant arrêté et
comme bridé par le linge en forme de sac
qu'on y oppose, est par là réduit à une nécessité coactive de rester dans le canal; ou,
ce qui est la même chose, à une impossibilité
physiquement absolue d'en sortir.

Les deux moyens que l'on vient d'indiquer
se trouvent donc être, ainsi que nous l'avions

annoncé, des garans aussi sûrs qu'infaillibles contre le danger, ou d'un enfoncement total , ou d'une évasion complète.

Il est plusieurs autres moyens que l'on peut employer pour parvenir au même but ; par exemple, l'on peut remplacer le fil et le linge proposé plus haut, en passant, à l'aide d'une aiguille, un fil à travers la partie excédante de la bougie dans deux directions opposées , de façon qu'en relevant les quatre bouts de fil, et les appliquant sur quatre points opposés du gland, l'on puisse les fixer à sa base comme le linge lui-même.

Plusieurs de nos malades ayant trouvé ces moyens encore trop assujettissans, quoique très certains soit contre la sortie soit contre l'enfoncement de la bougie , nous avons imaginé de faire faire des espèces de doigtiers de toile, longs de deux pouces, d'une largeur proportionnée à la grosseur de la verge, fermés du bout inférieur, et ouverts au bord supérieur ; à ce même bord nous fixons quatre grands cordons de fil, dont deux servent à fixer la verge en bas ; pour cet effet l'on passe l'un et l'autre sous chaque fesse, et l'on vient les attacher mollement à la ceinture, et les deux autres, en les faisant passer l'un et l'autre sur les deux aines, viennent également se fixer à la ceinture : après avoir attaché fortement le fil après le bout excédant la bougie, on met le fil et l'excédant de la bougie dans le doigtier, et on l'attache ainsi qu'il est dit plus haut. Beaucoup de monde préfère ce dernier moyen.

Il est essentiel de prévenir que *les bougies œdaliques n'étant jamais susceptibles de se rompre*, il n'y a rien à prescrire contre un genre d'accidens qui ne laisse pas d'accompagner souvent l'usage des bougies emplastiques; mais dont, avec celles-ci, la possibilité n'est pas même supposable.

Parlons maintenant, mais en peu de mots, de quelques attentions qu'il faut avoir après l'introduction de la bougie, pendant qu'elle est introduite, ou même dans l'intervalle d'une introduction à une autre.

D'abord, pendant tout le temps que le malade sera levé, il aura l'attention de placer la verge de manière que le gland soit dans une direction horizontale.

Il ne doit point essayer d'uriner avec les bougies; si, cependant même avant le temps prescrit, l'envie d'uriner se faisait fortement ressentir, l'on commencerait par retirer la bougie introduite dans le canal; mais on ne doit pas oublier qu'il importe qu'elle y reste le plus long-temps possible; et qu'ainsi, il ne faut la retirer du canal que lorsque le besoin d'uriner sera devenu irrésistible.

Une chose à laquelle il est essentiel de faire attention, c'est que le malade ne doit pas, après avoir uriné, replacer dans le canal la bougie qui vient d'en être retirée, ni en introduire une autre, parce que l'on n'en doit mettre qu'une par jour, pour ne pas s'exposer à trop l'irriter, et à ne pas donner naissance à une inflammation du canal; c'est pourquoi il doit y avoir vingt-quatre heures d'intervalle entre chaque introduction, de manière qu'il faut attendre qu'elles soient écoulées avant d'employer une nouvelle bougie.

Par exemple, si, après trois heures d'introduction d'une première bougie, le malade se sent forcé d'uriner, et par conséquent de retirer la bougie introduite, il restera vingt-une heures sans mettre celle qui devra suivre.

Mais pendant la durée soit de vingt-une heures que nous venons de supposer, soit

de tout autre espace de temps qui devra s'é-
couler entre l'extraction de la bougie dont il
n'est plus possible de faire usage, et l'introduction de celle destinée à la remplacer, il
faudra, s'il survient de la douleur, injecter
dans le canal, deux ou trois fois consécu-
tives, de l'eau de racine de guimauve simple,
et dans le cas où rien de douloureux ne se
ferait ressentir, l'injection deviendra inutile
ou pourra se réduire à de l'eau simple, dans
chaque verre de laquelle on mettrait une
cuillerée à café de bon vinaigre.

Il y a des personnes qui, ayant le canal
de l'urèthre très sensible, très facile à irriter,
ne peuvent garder long-temps une bougie
sans y ressentir des ardeurs d'urine et même
quelquefois une légère inflammation. Dans
ce cas, il faut suspendre pendant deux ou
trois jours l'usage des bougies, auxquelles
on suppléera par des injections toujours
faites avec de l'eau de guimauve simple.

Nous avons observé plus haut qu'il n'est
pas toujours possible de faire pénétrer la
bougie jusqu'au-delà du col de la vessie, et
que le gonflement excessif du tissu caverneux
du bulbe de l'urèthre est presque toujours

l'obstacle qui s'y oppose. Nous ajouterons que la dilatation progressive du canal, permettant à la bougie d'entrer chaque jour plus avant, produira toujours, à la fin, l'effet désiré. Lorsqu'on s'apercevra par l'augmentation de volume du jet de l'urine du rétablissement graduel de son cours (effet qui surviendra toujours en très peu de temps), ce sera le signe auquel l'on reconnaîtra que la bougie a franchi l'obstacle qui s'opposait au passage des urines, et qu'en conséquence l'on a atteint le but que l'on désirait.

Dans cette dernière supposition, s'il ne s'agit que de remédier au rétrécissement du canal, c'est-à-dire de le dilater, le tout se réduira à continuer l'usage des bougies, sans autre mesure que d'en employer progressivement de plus grosses.

Mais si à la maladie qui a pour cause le rétrécissement du canal il s'en joignait une autre qui consisterait, par exemple, en des dartres aux parois du canal; alors, après avoir détruit le virus dartreux par l'usage de notre Rob antisyphilitique, et dilaté suffisamment le canal par celui de nos bougies, il faudra travailler à détruire le mal local par des remèdes topiques; et l'on y parviendra en graissant et enduisant d'un cérat approprié à la cure désirée la bougie qui, en cette qualité de puissance auxiliaire que nous avons déjà eu occasion de lui donner, le transportera avec elle sur le mal même.

On peut aussi, au lieu de ce moyen, se servir d'injections d'une composition analogue au genre de mal qui nécessite le second traitement. Mais, dans ce cas, les bougies auront sur cette seconde cure une influence également active, puisque les injections que nous supposons ici le moyen curatif choisi, c'est à l'agrandissement du canal et, par une conséquence nécessaire, aux bougies qu'on devra la possibilité de les faire pénétrer jusque sur le mal même.

Une observation qui semble superflue, mais que, dans le cas où il y aurait écoulement ou vive douleur, nous nous croyons cependant obligé de faire; c'est que si, à l'inspection du pus qui en proviendrait, ou par d'autres symptômes, on connaissait qu'indépendamment du rétrécissement du canal, le malade est encore affecté d'un virus syphilitique ou dartreux, plus ou moins ancien,

ou plus ou moins violent, il faudrait alors joindre à l'usage des bougies celui non moins
essentiel de notre *Rob antisyphilitique*, ou de
tout autre antivénérien d'une efficacité re-
connue; car il est aisé de concevoir qu'on
s'exposerait à manquer la seconde cure, ou,
ce qui est la même chose, à laisser subsister
la seconde maladie, si à l'emploi des bougies,
qu'on a déjà vu n'avoir aucun effet médica-
menteux, on ne joignait pas, dans la supposition toujours faite de l'existence d'un virus,
celui du remède doué de propriétés qui en
fussent radicalement destructives.

Terminons par une remarque qu'il est essentiel de présenter ici.

Autant il importe d'adjoindre à l'usage des
bougies celui d'un antidote approprié à la
seconde maladie, quand réellement elle existe;
autant il y aurait, dans un grand nombre de
cas, d'inconvéniens à lui supposer une existence qu'elle n'a point; et à conclure avec des
hommes, d'ailleurs très instruits, que de ce
que la maladie du rétrécissement du canal
est ordinaire chez ceux qui ont eu plusieurs
gonorrhées, elle soit ou doive être, par cela
même, un symptôme nécessaire, indispensa-

ble de la syphilis : car il est certain que de
tous ceux qui ont des rétentions d'urine produites par le rétrécissement du canal de l'u-
rèthre, il n'y en a qu'un petit nombre qui se
trouvent encore atteints de ce virus; en sorte
que la maladie de tous les autres n'étant que
locale, ils n'ont besoin que des effets dilatans
des bougies, dont, dans cette seconde hypothèse (et nous ne pouvons trop répéter que
c'est la plus commune), l'usage seul suffira.

Quant à ce qui concerne la cessation absolue de l'usage des bougies, voici quelle est la
marche à suivre pour y parvenir progressivement.

Lorsque, par l'usage des bougies, l'on a
atteint le but proposé, c'est-à-dire lorsqu'elles
ont dilaté le canal de manière à permettre au
malade d'uriner aussi facilement que s'il n'eût
jamais été affecté d'une rétention d'urine (ce
qui a ordinairement lieu dans un temps assez
court), il faut se préparer de loin à en cesser
l'usage; et cette préparation consiste dans une
diminution graduelle de la fréquence de cet
usage même.

Ainsi, pendant les huit jours qui suivront
le rétablissement parfait du cours des urines,

l'on se contentera de mettre une bougie de deux jours l'un.

Pendant les huit autres jours l'on ne mettra qu'un seule bougie, de trois jours l'un.

La portion de temps qui devra alors être choisie pour point de départ, sera, non plus huit jours mais dix jours, et pendant ces dix premiers jours une seule bougie tous les quatre jours sera suffisante.

Pendant les dix jours qui succéderont à ceux-ci, l'on éloignera encore d'un jour l'usage des bougies; ainsi au lieu d'en mettre une le quatrième jour on ne la mettra que le cinquième.

L'on continuera, pendant chaque dizaine qui suivra, à éloigner d'un jour l'usage des bougies, jusqu'à ce que l'on soit parvenu à n'en mettre qu'une tous les dix jours.

Quand on sera arrivé à ce dernier degré d'éloignement de l'usage des bougies, la cure sera et devra être estimée radicale; la raison en est que l'on pourrait citer un assez grand nombre de personnes qui guéries depuis quinze et vingt ans par le moyen des nouvelles bougies, n'en ont depuis ce temps fait aucune espèce d'usage; ce qui n'empêche pas qu'elles ne continuent d'uriner avec une facilité aussi grande que si elles n'avaient jamais éprouvé d'obstacle en ce genre. Mais quelque consolans que soient ces exemples, qu'on pourrait, si on le voulait, citer avec plus de détail, et quelle que soit la sécurité qu'ils sont propres à faire naître, la prudence n'en exige pas moins qu'à partir de l'instant où l'on ne mettra plus qu'une seule bougie tous les dix jours, l'on continue cet usage décadaire pendant toute l'année encore qui suivra la guérison parfaite, et qu'enfin, cette année écoulée, l'on continue d'en mettre une tous les quinze jours, pendant toute la vie (1).

(1) L'expérience nous a plusieurs fois prouvé la nécessité de cette dernière mesure. Entre les exemples que nous pourrions citer, nous nous bornerons à celui-ci. Le baron de D*****, au mois de mars 1820, réclama nos soins, à l'âge de soixante ans, pour une rétention habituelle d'urine dont il était affecté depuis vingt-six ans, et contre laquelle avaient échoué tous les moyens employés pour la combattre, quoiqu'ils fussent administrés par les hommes les plus instruits de la capitale. Ce vieillard est mort dans un âge très avancé, sans avoir éprouvé de rétentions nouvelles, parce qu'il a suivi nos conseils en s'introduisant une bougie tous les quinze jours pendant le reste de sa vie.

Si , en effet, l'on se rappelle que nous avons démontré, dans les chapitres précédens, que la cause réellement productive *des rétentions habituelles d'urine* est le gonflement vari-queux du bulbe de l'urèthre, l'on sentira que par sa nature elle doit toujours tendre à se reproduire; et , par une conséquence néces-saire, on demeurera convaincu de l'impru-dence qu'il y aurait à balancer entre les ef-fets incertains de son retour et un préserva-tif aussi facile à mettre en usage qu'il est certain dans ses effets, surtout lorsqu'il est, comme celui-ci, destiné à éviter la renaissance d'accidens à la vérité invraisemblables mais enfin possibles. Nous pourrions joindre ici plusieurs exemples de guérison, mais nous nous contenterons de rapporter quatre obser-vations importantes, et accompagnées d'une lettre authentique.

PREMIÈRE OBSERVATION.

Épanchement considérable d'urine, guéri sans opérations et sans qu'il en soit résulté de fistule urinaire, présentée et lue à la Société de Médecine de Paris, séante au Louvre, dans sa séance du 22 thermidor an 11 (10 août 1803).

L'utilité que, depuis le commencement de son institution, la société de médecine n'a cessé d'être à l'art de guérir, est trop généralement sentie pour que la remarque que l'on croirait devoir en faire ici ne fût pas superflue. Soit en effet qu'on la considère sous sa dénomination actuelle, ou qu'on l'envisage sous le titre par lequel on était précédemment convenu de la reconnaître, on la voit, toujours dirigée par les mêmes vues, toujours animée par le même esprit, s'illustrer par l'éclat de ses travaux, autant que par l'étendue de ses bienfaits. Tant de droits à la reconnaissance publique avaient fait penser à ceux qui, même au milieu de nos discordes

politiques, persévéraient à compter l'humanité pour quelque chose, qu'en supposant
qu'il fût passé en principe que ce qui avait
été ou était encore corporation, dût tomber,
celle-là, du moins, plus rigoureusement indispensable que toutes les autres, survivrait. Il
n'en a cependant pas été ainsi : sa suppression
a été impitoyablement résolue; et peut-être,
au reste, était-il naturel qu'elle fût supprimée
et même de préférence, par ces hommes qui,
voués d'une manière exclusive à l'art affreux
de détruire, devaient repousser loin d'eux
les dépositaires du secret auguste qui vivifie
et conserve. Maintenant, nous pouvons le
dire, la société de médecine n'a plus de sem-
blables vicissitudes à redouter. Les répara-
teurs des forfaits révolutionnaires vont jusqu'à favoriser la renaissance de ces anciennes
associations littéraires qu'ils reconnaissent
pouvoir seules préserver la plus belle langue
de l'Europe du malheur dont la menaçaient
les barbares du dix-huitième siècle. Que ne
feront-ils donc pas, que ne doivent-ils pas
faire pour un corps dont toutes les veilles ,
tous les soins, toutes les pensées, ont pour
objet ce qui de sa nature est si éminemment

digne de fixer les regards de l'autorité : *la
conservation de l'homme lui-même*. Mais, plus
l'art de guérir doit à la société de médecine
d'avantages journaliers et de progrès successifs, plus ceux qui en le cultivant marchent
à la lueur des lumières qu'elle répand sur tout
ce qui l'entoure, lui doivent un compte exact
de ces succès inattendus, de ces victoires ines-
pérées, qui peuvent un jour donner lieu au
reculement de ses bornes, à une salutaire extension de sa puissance...... Tel est le genre
d'obligation que, dans le moment actuel,
nous avons à remplir auprès de vous ; ce n'est
donc point un livre que nous vous consa-
crerons, c'est un fait que nous vous offrons ;
mais un fait que sa nature, sa singularité, son
importance nous ont semblé placer au nombre de ceux qui en différens temps ont excité
votre intérêt, et provoqué même l'activité de
vos méditations.

Une vérité dont tout le monde est convaincu, et qu'on ne peut cependant trop répéter, c'est que les maladies syphilitiques supposant dans ceux qui en sont atteints l'une
de ces fautes qui attaquent les lois de la mo-
rale et de la décence sont d'ordinaire en-

vironnées d'un secret beaucoup trop favora-
ble aux charlatans, lesquels ne manquent pas
de se servir de ce prétexte pour ne citer dans
l'énumération de leurs prétendues cures ni
les faits ni les personnes. On sent les im-
menses avantages que ce genre de discrétion
procure à tant d'hommes dont la gloire per-
sonnelle ne se composant que du contraire
de la vérité seraient réellement fort embar-
rassés si l'on s'avisait d'exiger d'eux qu'enfin
ils la fondassent sur l'évidence des preuves et
l'autorité des témoignages.

Mais à ce premier mal, produit par le secret
inhérent au traitement des maladies syphilitiques, s'en joint un second plus grand peut-
être encore que celui dont nous venons de
parler; c'est d'empêcher d'établir entre les
différentes méthodes que chacun imagine ou
adopte, ces rapprochemens comparatifs à
l'aide desquels on pourrait déterminer, sans
crainte de se tromper, la préférence due à
quelques unes de ces méthodes sur toutes les
autres. Ainsi, le même mystère que nous venons de voir accompagné d'effets si énormé-
ment favorables pour les charlatans, est encore
l'art, ou pour ceux qui réellement le cultivent,

une source de préjudices et de pertes qu'on ne peut assez déplorer. Nous savons bien que c'est en faveur du malade, et non des charlatans qui n'en profitent que d'une manière accidentelle, qu'a été établie la prohibition des publicités nominatives ; mais ce nouvel aspect sous lequel on pourrait vouloir envisager l'objection ne la détruit pas; car alors l'art et le malade sont donc ici eux-mêmes dans une position véritablement contrastante d'intérêts, en ce que, pour ménager la sensibilité ou l'amour-propre de l'un, on tait et l'on dissimule les triomphes de l'autre. Heureusement, il est des malades que des considérations de bien public engagent à renoncer au bénéfice individuel de la prohibition ; et tel est celui de l'état duquel nous nous proposons de vous entretenir. Moins touché du petit inconvénient qui peut résulter pour lui de la publicité de son nom, que du très grand bien qui peut en naître pour les autres, non seulement il consent que nous le nommions, mais que nous révélions et les particularités de son mal et le genre de traitement que nous avons cru devoir y opposer. Vous allez donc, par le tableau succinct que nous avons essayé de vous retracer, être à portée de reconnaître que dans les infiltrations urineuses, même les plus considérables, l'on peut et l'on doit éviter le système des scarifications, tout adopté qu'il est encore par des auteurs que la célébrité environne; et qu'enfin ouvrir les dépôts qui sont la suite des épanchemens d'urine, avant d'avoir fermé la crevasse au canal de l'urèthre, n'est pas, à beaucoup près, le moyen ni le meilleur ni le plus sûr, d'éviter la survenance des fistules urinaires. Nous n'exceptons de la généralité de la proposition contraire au système des scarifications que le cas particulier où des accidens très violens contraindraient d'y recourir.

C'est le premier ventose an XI (20 février 1803) que se présenta chez nous un sieur Maigros âgé de cinquante-un ans, d'un tempérament sanguin, d'une complexion forte, mais affaiblie par la longueur de sa maladie, ainsi que la vivacité et la permanence des douleurs qui en étaient la suite. Nous l'interrogeâmes sur les causes auxquelles nous présumâmes que devait remonter l'état vraiment déplorable où il se trouvait. Il nous répondit qu'il avait eu autrefois plusieurs maladies vénériennes, telles que gonorrhées, chancres à la verge et bubons ; et qu'en ayant été mal guéri, il lui était resté un écoulement peu douloureux, mais assez abondant, qui subsistait depuis huit à dix ans ; qu'il s'était aperçu que le jet de l'urine avait pendant ce temps graduellement diminué ; et que tel était, cinq jours avant qu'il vînt nous consulter, le point de cette gradation diminutive qu'il n'urinait plus que goutte à goute. Il ajouta qu'ayant fait dans cet instant-là même des efforts violens pour uriner, il avait senti que l'urine, au lieu de conserver son cours par la voie ordinaire, descendait dans les bourses, ce qui lui avait fait éprouver des cuissons assez considérables ; et qu'enfin, depuis ce moment il avait cessé d'uriner par la verge.

Nous examinâmes alors les parties, et nous trouvâmes tout le scrotum, le périnée, le tissu cellulaire qui recouvre la verge, le prépuce, le pénil jusqu'au nombril et la partie supérieure des aines infiltrées d'urine. Le gonflement de chacune d'elles était tel qu'elles conservaient à peine quelque chose du caractère auquel dans l'état ordinaire elles sont reconnaissables. Nous engageâmes ce malade, qui nous semblait ne pouvoir faire chez lui tout ce qu'exigeait un état aussi inquiétant et aussi grave, à se présenter à l'hospice des Capucins : mais sa répugnance à s'y faire transporter nous ayant paru invincible; et d'un autre côté ses instances pour que nous consentîmes à nous charger gratis de son traitement ayant paru aussi vives que pressantes, nous avons jugé ne pouvoir pas nous dispenser d'accéder à ses prières: alors ne consultant que notre zèle pour l'humanité nous l'avons traité sans pourtant nous dissimuler la grandeur et la difficulté de l'entreprise. Nous estimâmes que la quantité d'urine infiltrée pouvait être évaluée à deux pintes. Le scrotum en était si plein que la peau qui recouvre cette partie était rouge, tendue, lisse, luisante et parsemée d'un grand nombre de petites phlicthènes. Nous avons reconnu, à l'inspection des symptômes, qui tous étaient effrayans, que nous avions quatre objets à remplir. Savoir, la destruction d'un principe gangréneux, qui déjà commençait à se manifester; la résolution de l'urine épanchée, afin d'éviter les dépôts urinaires; le rétablissement du cours des urines; enfin, l'anéantissement du virus vénérien.

Pour remplir le premier et le second objet, nous fîmes couvrir toutes ces parties de compresses trempées dans une décoction de roses de Provins, faite avec du gros vin rouge, auquel nous fîmes ajouter du sucre et un peu d'eau-de-vie camphrée.

Pour réaliser le troisième, nous fîmes usage des bougies œdaliques graduées pour la grosseur.

Pour effectuer le quatrième, nous avons prescrit le Rob anti-syphilitique de notre composition.

Le premier jour, les parties restèrent dans le même état, et nous ne pûmes introduire les bougies que jusqu'au milieu du canal de l'urèthre, encore fût-ce avec peine. Mais le second, une diminution sensible dans le gonflement des parties s'étant fait apercevoir, nous parvînmes à introduire les bougies non pas seulement jusqu'à la moitié mais jusqu'aux trois quarts du canal. L'effet naturel de ce premier succès fut la renaissance du cours de l'urine par le bout de la verge. Le quatrième jour, la diminution du gonflement fut plus caractérisée encore; les bougies dont l'introduction n'avait pas la veille excédé les trois quarts du canal de l'urèthre, pénétrèrent et atteignirent cette fois jusque dans la vessie. C'est aussi à partir de ce moment que le jet de l'urine devint ostensiblement plus gros; et jusqu'au quinzième jour les degrés successifs d'amélioration furent très marqués et très rapides. A cet instant, en effet, du traitement, le gonflement du pénil et des aines avait totalement disparu; le canal de l'urèthre était beaucoup dilaté, et l'urine ne tombait plus dans les bourses : enfin, l'infiltration de cette partie était diminuée des trois quarts; mais le périnée était toujours dans le même état, et des douleurs lancinantes qu'éprouvait le malade nous autorisèrent à conjecturer qu'il s'y formait un dépôt.

Le vingtième jour, le scrotum avait recouvré son état primitif; le prépuce était, à la vérité, encore très gonflé; mais la portion qui recouvre le bout de la verge, était redevenue ce que naturellement elle doit être; et le jet de l'urine offrait un volume inférieur de moitié, ou à peu près, à celui de l'état de santé.

Quant au périnée, le dépôt que nous avions jugé devoir s'y former, eut bientôt une existence manifeste. Il se fit, en effet, à cette partie une ouverture de laquelle sortit une chopine de pus de très bonne nature, mais clair et mêlé d'une grande quantité d'urine, ce qui, opérant le dégorgement du périnée, soulagea beaucoup le malade.

Le lendemain, pour vérifier si une partie de l'urine ne s'échapperait pas par l'ouverture du dépôt, nous avons fait uriner le malade, sous nos yeux, et nous avons reconnu, avec cette satisfaction intérieure qu'il est naturel de ressentir à l'aspect du bien que l'on a fait, qu'il n'en sortait point. Nous en avons conclu que la crevasse faite au canal de l'urèthre était cicatrisée; et ce dépôt, que nous ne crûmes pas devoir panser autrement qu'un dépôt simple, le fut lui-même huit jours après. Nous présumâmes alors le malade complètement guéri; car toutes les parties infiltrées avaient repris leurs formes naturelles; et, d'un autre côté, nous avions, à l'aide de bougies œdaliques, graduellement plus grosses, tellement rétabli la liberté du canal que l'urine venait avec non moins de facilité et d'abondance que dans l'état de santé. A ces circonstances qui nous semblaient décisives se

joignait le retour de l'embonpoint, de l'appétit et des forces, qui étaient encore autant de
signes propres à consolider cette persuasion et
cette croyance. Mais, en examinant le bulbe
de l'urèthre, nous découvrîmes une tumeur
dure et fixe, dont la grosseur pouvait égaler
celle d'un œuf de pigeon. Toute la douleur
qu'elle avait produite jusqu'alors se réduisait
à un sentiment confus de gêne. Néanmoins,
craignant, comme cela était naturel, qu'un
nouveau dépôt ne s'y formât, nous applicâ-
mes sur cette tumeur un emplâtre de vigo,
cum mercurio qui n'empêcha pas toutefois
qu'elle ne devîntdouloureuse, ne s'enflammât,
et ne s'ouvrît même avec assez de promptitude.

La vérification que, lors de l'ouverture du
premier dépôt, nous avions employée pour
reconnaître s'il ne s'échappait pas quelques
gouttes d'urine par cette nouvelle voie, nous
la répétâmes de nouveau, et nous obtînmes
le même résultat qu'au premier abcès. Les
conséquences qu'on pouvait déduire de ce second succès, s'offraient d'elles-mêmes : c'était
le complément de la guérison du malade, at-
testé d'ailleurs par son état intérieur et exté-

rieur, de manière à ne pas laisser sur une vérité aussi flatteuse l'ombre même d'un doute. Il ne nous restait donc plus que le traitement du nouveau dépôt qui, calqué sur celui que nous avions déjà administré au premier, n'eut pas un résultat moins heureux.

Nos obligations étaient alors remplies, et il semblait inutile d'opposer rien d'ultérieur à un mal dont tout démontrait que le principe était détruit. Cependant, pour éviter jusqu'à la possibilité du retour du rétrécissement du canal, et pour nous assurer de la destruction complète du virus, nous conseillâmes au malade de continuer pendant quinze jours encore l'usage des bougies et du rob. Depuis, comme avant cette dernière mesure, qui, au reste, était peut-être surabondante, il a joui d'une santé constamment bonne, et dont rien n'est venu altérer la jouissance; en sorte que l'écoulement négligé qui avait été la cause première de tous ces accidens, et le rétrécissement du canal de l'urèthre qui avait depuis dix ans causé de si grands et de si terribles ravages, se sont trouvés, après cinquante jours consécutifs du traitement dont nous

venons de vous peindre les détails, anéantis
de manière à ne plus, sous quelque forme
que ce soit, reparaître.

Tel est, messieurs, le tableau exact des
effets du traitement que nous avons administré au sieur Maigros, et le compte que nous
nous étions, dès le principe, imposé l'obligation de vous en rendre. Si vous jugez les faits
que nous venons de vous exposer assez importans pour mériter que vous en vérifiez
l'exactitude, nous vous invitons à nous nommer des commissaires, lesquels nous conduirons
de votre part auprès du malade, afin qu'ils puissent le visiter et l'interroger; nous les présente-
rons également aux personnes qui vivent habi-
tuellement avec le malade, pour qu'ils
puissent s'assurer de l'exactitude des faits et
vous en faire un rapport. Après ce que nous
avons dit des avantages attachés à la publicité
de certains traitemens, nous ne croyons pas
avoir besoin de nous livrer à des explications
personnelles sur les motifs intérieurs et se-
crets qui ont pu nous porter à en donner à
celui-ci. Sans doute, il est beau et honorable
de dérober aux regards d'autrui ce qui favo-
rise cette affection si vive en nous, l'amour-

propre, quand le sacrifice qu'on en fait ne porte que sur soi-même; mais lorsque, comme ici, ses avantages sont identifiés avec l'intérêt sacré de ce qui souffre, les réticences de la modestie ne seraient qu'une vertu apparente, ou, pour s'exprimer avec encore plus d'exactitude, elles supposeraient une injustice réelle. Nous avons donc pensé qu'un traitement qui avait amené la cure radicale, c'est-à-dire la destruction complète d'un épanchement considérable d'urine, effectuée sans recourir aux moyens toujours violens des opérations, et sans cependant qu'il en soit résulté de fistule urinaire, renfermait en soi un hommage digne de vous être offert. Eh! qui peut calculer les vérités ultérieures auxquelles le récit le plus simple en soi peut dans l'occasion donner naissance! Le génie et l'habileté ont besoin quelquefois eux-mêmes, dans les spéculations qu'ils forment, d'être secondés par l'autorité des faits, par l'empire des exemples. Heureux donc si la vérité du fait que nous venons de vous soumettre fait naître des méditations qui, à l'avantage si ordinaire en vous de rendre à la santé des malheureux qui semblaient l'avoir perdue pour toujours, en joignent un autre digne à la fois de vos recherches et des sentimens qui vous animent, celui d'atténuer les conditions trop rigoureuses, auxquelles dans certains cas on la leur fait recouvrer !

M. Bourdois de Lamotte, président de la société, nous fit l'accueil le plus distingué, et nous promit que la société s'occuperait de l'observation que nous venions de lui soumettre.

DEUXIÈME OBSERVATION.

Épanchement d'urine, moins grave que celui dont il est fait mention dans l'observation précédente, où, loin de suivre la marche que nous venons d'indiquer, on a pratiqué plusieurs ouvertures.

L'humanité et l'intérêt de la science nous font un devoir de citer cette observation qui intéresse la Faculté de Médecine de Paris et tous les praticiens. Elle est extraite de la *Lancette Française* (1), journal de médecine, dont le rédacteur mérite, d'après son impartialité, la considération de tous ses confrères.

« Les abcès qui résultent de l'épanchement de l'urine dans le tissu cellulaire du périnée et des environs, proviennent le plus souvent d'une rupture du réservoir, occasionée par une cause interne telle qu'un ramollissement inflammatoire des tuniques vésicales, ou externes telle qu'une contusion, une plaie. Cet accident est surtout fréquent à la suite des rétrécissemens plus ou moins complets de

(1) Voy. tom. 3, n° 17, du 20 mars 1830.

9

l'urèthre qui nécessitent de violens efforts d'expulsion, et occasionnent la rupture consécu-
tive de la vessie (1). Deux variétés principales
influent sur le traitement : si la crevasse est
grande, l'urine s'épand en grande quantité
dans les aréoles des tissus circonvoisins : il y
a *infiltration*; ce cas nécessite de nombreuses
scarifications. Si la voie, au contraire, est ré-
trécie, l'urine filtre insensiblement, écarte les
parois du foyer primitif; il se fait ici un travail analogue à celui des anévrismes faux-con-
sécutifs; enfin il y a *abcès*, et le traitement
consiste à ouvrir une large issue au liquide
épanché.

« Tels sont les points les plus généraux de
l'histoire des abcès urineux; mais combien de
variétés n'offrent-elles pas dans la pratique,
qui nécessitent des modifications dans l'ap-
préciation du siége, des causes, et surtout du
traitement! L'observation suivante nous paraît,
sous ce rapport, offrir quelque intérêt.

« Le nommé Mesner, Autrichien, âgé de
39 ans, de bonne constitution, exerçant le
métier de serrurier en voitures, entra à la
Charité le 2 février (salle Saint-Augustin, n° 17).
Il prétend n'avoir jamais eu d'affections véné-

(1) On aurait pu ajouter et du canal de l'urèthre.

riennes; cependant il est affecté depuis plusieurs années d'une difficulté d'uriner qu'il attribue aux efforts du travail. L'urine coule en filet mince, et nécessite d'assez grands efforts d'expulsion; l'émission n'a cependant jamais été complétement suspendue. Il y a huit jours, à peu près, qu'il s'aperçut d'un gonflement rouge assez douloureux aux environs des bourses; mais il ne peut assigner la cause et l'instant précis du développement de cette affection; les urines ne sont pas plus douloureuses et difficiles qu'auparavant. Cependant les accidens augmentant avec rapidité, il s'est décidé à entrer à l'hôpital. Le périnée, les bourses et le tissu cellulaire, jusqu'au devant de l'anneau inguinal droit, sont rouges, tuméfiés, douloureux, le prépuce est infiltré, transparent, comme dans les cas d'*œdème*. L'aspect de la tumeur, son siége plus particulièrement *en avant* du périnée, le peu d'intensité des accidens du rétrécissement de l'urèthre, pouvaient faire considérer cette affection plutôt comme un simple phlegmon érysipélateux que comme un abcès urinaire; mais la fluctuation venant éclairer le diagnostic, M. Roux pensa qu'il s'agissait d'un dépôt uri-

neux par suite de rupture du canal de l'urèthre.
Une incision pratiquée sur la région inguinale
où la fluctuation est le plus manifeste, donne
issue à une grande quantité de pus et d'urine.
Le doigt introduit dans la plaie parcourt un
vaste foyer, dont le point le plus déclive cor-
respond au périnée; une contre-ouverture est
pratiquée sur le côté droit du raphé; des pres-
sions ménagées et prolongées expriment une
grande partie de l'urine infiltrée; enfin une
mèche est passée en séton d'une ouverture à
l'autre, et doit servir de *filtre* aux liquides qui
s'épancheront ultérieurement. Des topiques
émolliens sont appliqués; en peu de jours la
tumeur diminue rapidement.

« La théorie faisant envisager la crevasse de
l'urèthre comme le résultat du rétrécissement,
semblerait indiquer d'introduire au plus tôt
une sonde dans l'urèthre, pour y remédier et
suspendre désormais l'écoulement de l'urine
par la plaie. M. Roux pensa que, dans le cas
présent, l'irritation qui existe dans tout l'ap-
pareil urinaire, est encore trop vive pour ne
pas faire craindre de la voir augmenter par le
séjour d'un corps étranger dans le canal. Il
attend donc que le dégorgement et la résolu-

tion soient à peu près dissipés, que les voies
d'écoulement de l'urine se soient rétrécies et
habituées au contact du fluide étranger pour
travailler définitivement à la cure radicale.

« La conduite du chirurgien, quant au traitement de l'abcès urineux, nous paraît extrê-
mement rationnelle, et nous ne craignons pas
de l'offrir comme exemple dans les cas ana-
logues; nous ne donnerions pas les mêmes
garanties relativement au point de la rupture;
car il nous manque un signe précieux dont le
professeur n'a pas parlé, et que nous n'avons
pu tirer du malade qui est allemand et peu
attentif à son état. C'est de savoir si la tumeur
augmentait tout à coup lorsque le malade urinait, et si, maintenant, l'écoulement par le
séton est plus abondant dans la même circonstance.

« Quelque bien calculés que fussent les
moyens mis en usage, les ravages du mal
étaient trop considérables pour rester bornés.
Diverses collections purulentes nécessitèrent
des incisions au scrotum, au prépuce, même
à l'hypogastre; le tissu cellulaire et la peau
mortifiés se détachèrent en lambeaux; le testicule droit resta complètement dénudé; sur

ces entrefaites, la fièvre hectique et une diar-rhée colliquative se manifestèrent ; *l'eau de riz, les lavemens laudanisés*, *le diascordium* n'en-rayèrent point les accidens généraux, et tandis que les plaies des parties génitales se déter-geaient, que le scrotum tendait à se cicatriser sur le testicule, le marasme faisait des pro-grès, et le malade succomba le 21 février.

« *Nécroscopie.* le 23.—Les tégumens du scro-tum, du périnée et de l'hypogastre sont dé-collés en plusieurs points. Il existe un rétré-cissement par épaississement de la muqueuse près de la fosse naviculaire ; un autre rétrécis-ment existe à l'extrémité postérieure du bulbe, et derrière celui-ci la portion membraneuse de l'urèthre, dilatée en entonnoir, est le siége d'une perforation par ulcération. C'était donc véritablement une fistule uréthrale qui avait causé l'épanchement.

« Les cavités splanchniques ne sont point examinées.

« Nous avons su que cet homme avait été sondé, il y a un an, pour ses rétrécissemens dont nous n'avons pu savoir positivement la cause. »

~~~~~~

TROISIÈME OBSERVATION.

Rétention d'urine très ancienne, qui avait résisté à tous les moyens employés par les hommes les plus instruits de Paris.

M. Cafara, négociant, âgé de cinquante ans, nous fit appeler chez lui, le 23 février 1802, pour nous consulter sur une rétention d'urine dont il était attaqué depuis plus de vingt ans; au moment où nous nous présentâmes auprès de lui, il était attaqué d'une rétention complète d'urine, accompagnée de douleurs violentes, de duretés et d'un commencemeut de tuméfaction du bas - ventre. Pour connaître tant la nature et la cause de la maladie, que les divers traitemens qu'il y avait successivement opposés, nous l'invitâmes à vouloir bien nous en donner les détails les plus circonstanciés qu'il lui serait possible, parce que ces détails étaient autant dans son intérêt que dans le nôtre; il s'empressa de satisfaire a nos désirs. Afin que le lecteur soit
~~~~~~

de son côté plus à portée de juger des diverses circonstances du récit, nous croyons convenable de rapporter textuellement ce qu'il nous dit.

« Dès l'âge de vingt ans, je m'aperçus qu'il m'était resté à la verge un léger suintement, suite de plusieurs gonorrhées que j'avais eues. Ceux qu'alors je consultai me dirent que c'était une suite de gonorrhée mal guérie. Je passai aux remèdes; puis, quelque temps après, je suivis divers autres avis et me conformai à plusieurs autres ordonnances, sans jamais pourtant en retirer aucun fruit. Ennuyé de recourir à des moyens qui étaient tous également impuissants pour terminer ce petit écoulement, et surtout de les employer contre une maladie qui, quoique trop réelle, ne me faisait éprouver aucune douleur, je finis par y renoncer.

« Vers 1784, je m'aperçus que la faculté d'uriner à une certaine distance, n'existait plus pour moi; et en 1785, ayant reconnu que le jet de l'urine avait lui-même sensiblement diminué, cela m'inquiéta au point de m'engager à consulter de nouveau. L'on me fit passer aux grands remèdes, et quelque rigoureuse que fût la régularité avec laquelle ils me furent alors administrés , il n'en résulta encore pour l'état dans lequel je me trouvais aucun espèce d'amélioration.

« Pendant les cinq années suivantes, toutes les mesures auxquelles je recourus, se réduisirent à l'observation d'un assez grand régime, ce qui, toutefois , n'empêcha pas le rétrécissement du canal d'augmenter.

« A cette époque , voulant me marier , je consultai encore, et on décida que je subirais un nouveau traitement antivénérien auquel serait joint l'usage des bougies. Je me soumis à cette nouvelle épreuve, qui fut aussi complètement infructueuse que toutes les autres. Le mal faisant des progrès, l'on insista sur l'usage continué des bougies : en sorte que, tant avant mon mariage, que depuis douze ans que je l'ai contracté, j'en ai usé plus de deux mille, sans jamais pouvoir arriver à un résultat qui eût quelque chose de plus réellement satisfaisant que tout ce qui avait précédé.

« A cette fatigante énumération que je viens de parcourir, il faut encore ajouter deux nouveaux traitemens antivénériens, sans qu'aucune nouvelle maladie en motivât l'emploi, et sans que d'ailleurs je me fusse exposé à en avoir gagné d'autre ; ces deux nouveaux traitemens n'ont été suivis d'aucune espèce d'efficacité contre la maladie, que réellement il s'agissait de détruire. Si, au reste, quelque chose pouvait en prouver l'inutilité, c'est la parfaite santé dont mon épouse et mes enfans jouissent. Ils se portent bien, tandis que je souffre, moi, depuis douze ans, jusqu'à être réduit à employer une demi - heure pour rendre une quantité d'urine à peine équivalente à celle que contiendrait la moitié d'un verre ordinaire : encore je m'estime fort heureux lorsque je puis y parvenir; car, le plus souvent, pour réaliser un effet même aussi incomplet que celui-là, il me faut user de la sonde. J'ajouterai que, dans la vue d'éviter l'inconvénient, si grand pour moi, de multiplier le besoin d'uriner, j'ai dans tous les temps, l'attention de ne boire que le moins possible. Telle est, sur ce point en particulier, ma sobriété, qu'en société et dans les repas où je me trouve, je me vois, comme Tantale, entouré des meilleurs vins, mais forcé comme lui aussi, de m'en interdire l'usage.

« Une observation que je crois devoir présenter en finissant, et qui rendra ce que je viens de dire plus étonnant encore, c'est que dans tout ceci je n'ai suivi que les avis des hommes que, dans l'art de guérir, la renommée désigne le plus ; j'ai exécuté, avec une exactitude portée jusqu'au scrupule leurs ordonnances. A chaque rechute, ils joignaient aux traitemens ci-dessus indiqués force saignées, force bains, force tisanes diurétiques, et par-dessus tout cela encore des bougies de je ne sais combien d'espèces ; ce qui m'affaiblissait au point de me contraindre de garder la chambre, et quelquefois même le lit, pendant des six semaines de suite, et quelquefois même deux mois. Trop heureux encore quand de si grands sacrifices se trouvaient, à la fin, compensés par la possibilité, toujours si précieuse pour moi, d'uriner un peu moins difficilement.

« On dirait cependant, surtout depuis deux mois, que la médecine m'a abandonné à mon malheureux sort ; car, chaque fois que j'envoie chercher ceux d'entre eux qui sont dans l'habitude de me traiter, l'on répond aux personnes qui s'y présentent de ma part, que ces messieurs n'y sont pas, et qu'on ignore quand on pourra me les envoyer ; et enfin, l'un d'eux est venu me dire qu'il fallait attendre la belle saison. »

Tels furent les details dans lesquels le malade entra pour nous faire connaître sa maladie, les moyens qu'on avait employés pour la combattre : il alla jusqu'à nommer les personnes d'une grande réputation qu'il avait consultées, et dont tous les efforts avaient été infructueux.

Il est facile de voir que l'état du malade était très alarmant, que la maladie n'était pas seulement grave, mais, si l'on en juge par tant d'essais inutiles, elle était, en quelque sorte, désespérée : plus ces détails nous ont paru importans et plus nous nous sommes cru obligé de n'y rien changer, et de les présenter en style direct.

Après avoir adressé plusieurs autres questions au malade, et en avoir obtenu beaucoup d'autres éclaircissemens, nous lui avons fait part de la détermination que nous avions prise et du jugement que nous avions porté sur sa situation.

« Depuis long-temps, nous lui avons affirmé, que le virus syphilitique est très radicalement détruit chez vous. La santé parfait

dont, à votre rétention d'urine près, vous
avez constamment joui; celle de madame
votre épouse et de vos enfans, en sont d'assez sûrs garans. Il nous paraît donc certain
que vous avez passé cinq fois de trop aux
grands remèdes; et, quoique vous désiriez
subir encore un traitement, nous nous y
opposons d'autant plus, que nous vous ga-
rantissons de vous guérir sans avoir besoin
d'avoir recours à des moyens qu'on doit toujours regarder comme dangereux, toutes les
fois qu'ils sont inutiles, comme dans la situation où vous vous trouvez.

Du reste, nous ne sommes pas surpris que
les hommes que vous citez, malgré toute
l'étendue de zèle et de lumières qu'on peut
et qu'on doit affirmer qu'ils ont, n'aient pu
parvenir à vous guérir. La cause du rétrécissement du canal de l'urèthre, lequel, pour
le dire en passant, est presque toujours produit par le gonflement variqueux du bulbe
de cet organe, est restée jusqu'à ce jour inconnue, et on ne s'est pas douté du moyen
propre à le faire disparaître. Nous avons été
assez heureux pour découvrir ce moyen. Il
ne s'agit pas, pour nous, sans doute, en ce

moment, de vous le prouver par des dé-
monstrations raisonnées, mais par quelque
chose qui ait, pour tous les deux, plus de
convenance réelle, des effets. Nous avons remarqué chez vous quelque répugnance à vous
soumettre encore à l'usage des bougies. En
consentant pourtant à user des bougies œdaliques de notre composition, et qui sont
(ainsi que nous en avons la certitude, fondée
sur une longue expérience) le seul spécifique
capable de triompher du rétrécissement auquel il s'agit ici de remédier, nous croyons
pouvoir vous assurer que huit jours après que
vous en aurez commencé l'emploi, vous serez
sensiblement soulagé ; et que ce qui suivra
les cinq à six autres semaines sera ce résultat
même auquel vous aspirez depuis si long-
temps, sans avoir pu encore y atteindre, une
guérison, en un mot, absolue et radicale. »

Telles furent dans le moment les promesses
et les engagemens que nous nous crûmes autorisé, par notre expérience, à prendre envers
ce malade.

Quelque flatteuses qu'elles fussent, l'évè-
nement prouva bientôt qu'elles étaient fon-
dées sur autre chose que sur le désir, si com-

mun aujourd'hui , d'environner certains malades d'illusions toujours courtes , quoique
consolantes, lorsqu'on juge leur état un peu
trop embarrassant. Celui qui nous consultait,
rassuré par les promesses que nous lui fîmes,
que l'usage des bougies œdaliques n'exposait
à aucune espèce de danger ni à aucun inconvénient; que leur effet étant purement
mécanique , le résultat en était infaillible , et
enfin, poussé par l'envie de guérir, malgré
sa répugnance pour toute espèce de bougies,
il se décida à se soumettre à l'usage de celles-
ci. Le premier jour, il parvint à introduire
la bougie dans le canal jusqu'au tiers de sa
longueur; le deuxième jour, jusqu'à la moitié; le troisième jour, jusqu'aux trois quarts,
et le quatrième jour , il en introduisit une, à
la vérité très fine, jusqu'au col de la vessie.

Après trois heures de séjour dans le canal,
il l'en retira sans éprouver de douleur , et
ayant aussitôt après uriné, mais en assez petite
quantité, le jet de l'urine se trouva gros comme
un fil.

Le cinquième jour, il introduisit jusque dans
la vessie une bougie qu'il garda aussi long-
temps que la première. Après qu'il l'eut ex-

traite, il urina encore en plus grande quantité que la veille, et le jet de l'urine avait aussi doublé de volume.

Le sixième jour, il en introduisit une un peu plus grosse que la précédente, laquelle il garda pendant quatre heures. L'extraction de celle-ci fut suivie d'une abondante évacuation, et le jet de l'urine, comparé au dernier, était encore sensiblement augmenté.

Ce fut alors que le malade, convaincu du résultat de l'usage des bougies œdaliques, nous dit qu'enfin il espérait que nous le guéririons, parce que nous avions obtenu en six jours un résultat incomparablement plus avantageux pour lui que celui auquel d'ordinaire on ne le faisait parvenir qu'en deux mois, et en employant encore tous les moyens dont il a déjà été parlé, tels que des saignées, des bains, des diurétiques, et toutes ces bougies, qui ne sont diverses qu'à quelques égards, puisqu'elles se ressemblent dans un point fondamental qui est et fut toujours, dans leurs rapports avec les maladies du rétrécissement du canal, l'inefficacité et l'impuissance. Il ajoutait que cette grande amélioration, dont il ressentait déjà les heureux effets, nous les lui avions fait obtenir, en outre comparativement aux autres, par bien moins de douleurs, et surtout de privations.

Pour lui prouver encore mieux jusqu'à quel point nous étions certains qu'il était guéri, nous lui permîmes alors de boire à sa soif, de manger à sa faim, enfin de vaquer à ses affaires, comme s'il eût été en pleine santé, en opposant pourtant à la généralité de cette dernière faculté, une condition restrictive, qui était seulement de continuer l'usage des bougies.

Après un mois de ce traitement assidu, nous nous bornâmes à ne lui rendre que deux visites par semaine : après quoi il n'eut besoin que de continuer l'usage de nos bougies, d'en augmenter progressivement la grosseur ; et il parvint à dilater le canal de l'urèthre de manière à uriner avec autant de promptitude et d'abondance que si jamais il n'avait été malade. Nous ne croyons pas qu'il soit nécessaire de dire combien, chaque fois que nous allions le voir, il nous protestait que sa reconnaissance serait éternelle. Son épouse, ses enfans, tous ses amis, n'étaient pas seulement très contens des progrès de sa guérison, mais ils étaient tous frappés d'étonnement. Quant à lui, en rapprochant de son ancien état celui qu'il devait à un moyen curatif déjà connu alors, mais moins qu'il ne mérite de l'être, il était bien éloigné de trouver quelque chose d'exagéré dans ce que nous lui avions promis, pour l'engager à se mettre entre nos mains; il reconnut que nous lui avions tenu plus que nous ne lui avions promis. » Je vous ai tant d'obligations, s'écriait-il, que si je l'osais, je monterais sur les toits, oui, sur les toits, pour apprendre à tout le monde, et en particulier à ceux que leur position intéresse à le savoir, tout ce que je vous dois. »

Cependant nous avons cru devoir encore lui faire continuer l'usage des bougies pendant six semaines. Sur les derniers temps de son traitement, nous en avons ralenti l'usage. Il en mit d'abord une tous les deux jours, puis une autre tous les trois jours, et augmentant ensuite graduellement tant le volume de chacune d'elles, que le nombre de jours à l'expiration desquels il devait successivement en user. Enfin, après trois mois de traitement, la guérison a été absolue et radicale, sans accidens ultérieurs.

Au moment où nous publions la quatrième

édition de cet ouvrage le malade qui fait le sujet de cette observation jouit de la plus parfaite santé, quoiqu'il y ait déjà plus de vingt-huit ans que nous l'avons traité. Seulement, il met une bougie tous les quinze jours; mais, depuis ce temps, il est affranchi de l'usage de toute espèce de remèdes et de régime; et il n'a fait usage, pendant le cours de sa guérison, d'aucune autre espèce de remède, soit intérieur, soit extérieur.

QUATRIÈME OBSERVATION

Où l'on voit réunis les bons effets des Bougies œdaliques et du Rob anti-syphilitique.

Parmi le grand nombre de cures opérées au moyen des bougies œdaliques, et du Rob anti-syphilitique, depuis la publication des deux premières éditions de cet ouvrage, nous ne pouvons résister au désir d'ajouter une quatrième observation aux trois autres.

M. Carré, ancien officier dans l'ex-garde impériale, nous écrivit de Mortagne au mois d'avril 1815, pour nous prier de lui préparer un lit et tout ce qui pouvait lui être nécessaire, parce qu'il était décidé à quitter sa campagne où il ne recevait que des secours insuffisans pour une maladie affreuse dont il était affecté depuis très long-temps; qu'il était résolu à s'établir chez nous, jusqu'à ce qu'il fût mort ou guéri. L'occupation de Paris par les alliés, lui fit différer son voyage jusqu'au mois de juillet suivant, et ce ne fut qu'avec beaucoup de peines et de précautions qu'il parvint à l'effectuer, et le 24, qu'il arriva dans notre maison.

Notre premier soin fut de nous assurer de l'état dans lequel il se trouvait au moment de son arrivée. Après l'avoir visité et nous être fait rendre un compte détaillé de tout ce qui avait précédé et amené la maladie à l'état déplorable où elle était, nous reconnûmes que ce malade était atteint d'une gonorrhée syphilitique depuis quatre ans, qu'il lui avait été impossible de la traiter convenablement, à cause de son activité continuelle dans le service de la cavalerie; que cette gonorrhée était compliquée d'un rétrécissement du canal de l'urèthre, qui avait été beaucoup aggravé par les fatigues de la campagne de Russie.

De retour dans ses foyers, le rétrécissement du canal avait tellement augmenté, que, pour rendre une très petite quantité d'urine, il était forcé de faire les plus grands efforts. Par suite de l'augmentation progressive de la maladie, et malgré l'emploi des sondes et des bougies, soit en argent, soit en gomme élastique, ou emplastiques, il avait été impossible de rétablir le cours des urines. Le bulbe de l'urèthre s'était enflammé et abcédé ; l'urine s'était épanchée dans le tissu cellulaire qui avoisine cette partie, d'où elle s'était répandue très rapidement dans l'épaisseur des parois du scrotum et dans toutes les parties environnantes ; qu'il en était résulté d'abord un dépôt considérable, ou abcès urineux du périnée ; et, par suite, une fistule urinaire, qui fut suivie de nouveaux dépôts et de nouvelles fistules de la même nature. Tel était son état, lorsqu'il arriva chez nous ; qu'il était atteint de cinq fistules urinaires qui partaient toutes d'une même ouverture, faite au bulbe de l'urèthre : elles se rendaient, par différens trajets, à chacune des cinq ouvertures extérieures qui avaient leur siége ; la première, et la plus ancienne, au-dessous du périnée, près la marge de l'anus ; deux autres, à la partie la plus inférieure du scrotum, l'une à côté de l'autre et très près du raphée ; une quatrième, à la partie supérieure et externe du scrotum, correspondante à la face supérieure et interne de la cuisse gauche ; et enfin ; la cinquième, à la partie moyenne et externe du scrotum, correspondante à la face supé-

rieure et interne de la cuisse droite. Toutes
ces ouvertures étaient la suite d'autant d'abcès
urineux qui, dans l'espace de six mois, s'é-
taient formés et ouverts dans ces différens
lieux, et qui étaient entretenus par le passage
des urines; car il est bon d'observer que, depuis l'ouverture du dernier dépôt, l'urine
avait entièrement cessé de sortir par le bout
de la verge, et qu'elle sortait en même temps
par toutes les fistules, à mesure qu'elles se
formaient.

Le malade, doué d'une très forte constitution, mais affaibli par la longueur de la maladie et la violence des douleurs qu'il avait
endurées, était devenu très maigre et si faible
qu'il était forcé de garder le lit. Il éprouvait
des douleurs très vives, chaque fois qu'il
urinait ou qu'il allait à la garde-robe : il avait
perdu le sommeil et l'appétit.

Après l'avoir bien examiné, et avoir bien
réfléchi sur sa position, nous reconnûmes
que nous avions deux buts bien difficiles à
atteindre : le premier, de rétablir le cours des
urines dans le canal de l'urèthre, et nous n'a-
vions pour ressource que l'usage des bougies
œdaliques; le deuxième but était de détruire

le virus syphilitique ; mais il fallait, non seulement conserver le peu de forces qui res-
taient au malade, mais encore les augmenter et
lui rendre le sommeil et l'appétit. Les expériences comparatives. et très nombreuses que
nous avions faites à l'Hôpital militaire de
Monbuisson, près Pontoise (pendant que
nous y étions employé comme chirurgien en
chef), de tous les moyens reconnus comme
propres à guérir les maladies syphilitiques,
nous déterminèrent à lui administrer le rob
anti-syphilitique de notre composition, comme
le moyen le plus sûr de parvenir à notre but.
En conséquence nous l'avons mis, dès le lendemain du jour de son arrivée, à l'usage des
bougies œdaliques, en commençant par les
plus fines, et à l'usage du rob, en lui admi-
nistrant la modification n° 2.

Les quinze premiers jours de l'emploi de
ces moyens n'offrirent, pour résultat, qu'un
peu d'augmentation dans l'appétit, et le retour d'un peu de sommeil ; pendant les quinze
jours suivans, le mieux se soutint, et aug-
menta même sensiblement : la bougie péné-
trait chaque jour plus avant et avec plus de
facilité. Le trente-cinquième jour, nous parvîn-

mes à faire pénétrer la bougie jusqu'à l'ouverture interne du foyer des fistules ; nous pré-
sumons même jusque dans la vessie : car le
malade éprouva une vive douleur et une forte
envie d'uriner. Nous retirâmes la bougie de
suite ; le malade urina par ses fistules comme
à l'ordinaire ; son urine était mêlée avec une
assez grande quantité de sang ; mais ce qui
nous causa une bien douce satisfaction, ce fut
de voir, qu'au moment où le malade urinait,
une petite quantité d'urine, mêlée de sang,
sortait par le méat urinaire, après avoir parcouru toute l'étendue du canal de l'urèthre.

Ce résultat nous engagea à employer des
bougies successivement plus grosses, ce qui
eut bientôt mis le canal en état de recevoir
des sondes en gomme élastique, de grosseur
moyenne, et de les faire pénétrer jusque dans
l'intérieur de la vessie. Pendant le temps que
nous avons mis pour parvenir à ce résultat,
le canal s'était beaucoup élargi, et la portion d'urine qui coulait par le canal, s'était
augmentée de manière à former un petit jet.
Le malade avait son appétit et son sommeil
ordinaires ; ses forces étaient de beaucoup aug-
mentées ; il se levait et se promenait seul dans

l'appartement, mais la majeure partie des urines continuait à sortir par les fistules, et l'écoulement de la gonorrhée avait lieu, et par les fistules et par le canal. Comme les urines, les douleurs que le malade éprouvait en urinant étaient diminuées de plus de moitié, pour obtenir l'oblitération, ou fermeture de l'ouverture intérieure et unique des fistules et des fistules elles-mêmes, il fallait empêcher l'urine et l'écoulement de la gonorrhée d'avoir lieu par ces fistules; pour y parvenir, après quatre mois de traitement, nous eûmes recours à l'usage des sondes en gomme élastique, fermées par le bout excédant la verge, avec un petit fausset de bois, que le malade retirait chaque fois qu'il avait besoin d'uriner, ayant la plus grande attention de ne point faire d'effort pour pousser les urines, et de les laisser sortir librement : l'on renouvelait les sondes toutes les vingt-quatre heures. En très peu de temps, nous sommes parvenu à faire passer toute l'urine par l'intérieur de la sonde, et l'écoulement de la gonorrhée, passant entre l'extérieur de la face interne du canal de l'urèthre, et la sonde sortit bientôt en totalité par le méat urinaire; les fistules n'étant

plus entretenues par le passage des urines, ne
rendaient d'abord qu'un peu de pus, qui cessa
de paraître au bout de quinze jours; les parois de leur trajet, et leurs ouvertures, qui
étaient dures et calleuses, se ramollirent et se
terminèrent par une résolution complète; au
bout de deux mois nous estimâmes qu'elles
étaient guéries, et, en conséquence, nous
fîmes cesser l'usage des sondes.

Le malade continua d'uriner librement, sans
aucune espèce de douleur, et l'écoulement,
quoique bien diminué, existait encore; ses
forces, son embonpoint, son sommeil et son
appétit, tout était, à peu de chose près, rétabli.

Tel était l'état du malade, après sept mois
de traitement et de séjour dans notre maison,
lorsqu'un jour, sans aucune cause apparente,
il fut pris d'une fièvre très violente et continue, qui dura dix jours, avec redoublement
toutes les 24 heures. L'écoulement cessa tout-
à-fait le deuxième jour; le neuvième, il se
manifesta une forte éruption à la peau; le
dixième, l'éruption se soutint; le onzième,
la fièvre cessa; l'éruption devint boutonneuse;
les boutons s'agglomérèrent par plaques et

formèrent des pustules sur une grande partie du corps : elles présentèrent bientôt tous les caractères des pustules syphilitiques; et exhalaient une odeur putride très forte, qui rendait le séjour dans la chambre très désagréable, surtout s'il était très prolongé.

La nature de la maladie, une fois bien constatée, nous lui prescrivîmes l'usage du rob, avec la modification n° 4, comme la plus forte. Nous avons fait, chaque jour, sur les pustules, de très légères frictions avec le cérat napolitain ; après deux mois de l'emploi de ces moyens, nous sommes parvenu à guérir ces nouveaux accidens. Depuis l'invasion de la fièvre jusqu'à la guérison des pustules, il s'était écoulé deux mois et demi : le malade était très affaibli. Cependant l'écoulement n'avait point reparu; mais le canal de l'urèthre s'était de nouveau sensiblement rétréci : nous profitâmes du temps que nécessitait sa convalescence, pour reprendre l'usage des bougies œdaliques ; et enfin, le 9 juillet 1816, il se trouva parfaitement guéri : il quitta Paris pour retourner à sa campagne, où il n'a, depuis ce temps, éprouvé aucune rechute; seulement il est assujéti à faire usage des bougies, de temps à autre, pour maintenir la dilatation du canal ; et, d'après sa correspondance, dont la dernière est du 25 août 1829, il n'a jamais joui d'une meilleure santé.

Lettre de M. le comte de C.....

Parmi un très grand nombre de lettres que nous avons reçues, tant des pays étrangers que des différens points de la France, qui toutes attestent l'efficacité des moyens que nous employons pour remédier aux rétentions habituelles d'urines, nous ne citerons que la suivante, parce qu'elle prouve la persévérance de l'auteur à se servir de ces moyens, et à en reconnaître les bons effets, et surtout parce que l'auteur, étant dans ce moment à Paris, nous a renouvelé l'assurance de sa reconnaissance et nous a autorisé à la publier avec les initiales de ces noms et qualités, et de la garder pour la faire voir en cas de besoin.

A Roche, département de la Haute-Vienne, ce 18 mars 1828.

Je suis, mon cher docteur, une de vos anciennes pratiques, et m'adresse cette fois directement à vous pour vous demander deux douzaines de vos bougies œdaliques moyennes; car il m'en reste encore des petites et plusieurs de trop grosses, parce qu'au lieu de suivre la marche tracée dans votre livre, je suis quelquefois plusieurs jours sans mettre de bougies, et alors celles que je mets avec un peu de force me font plutôt du mal que du bien, et alors je prends des bains de siége qui me remettent ; je recommence les bougies, et quand j'urine facilement, je cesse, au lieu de continuer jusqu'à ce que j'en puisse mettre des grosses, et alors diminuer sensiblement l'emploi des bougies, jusqu'à ce que je ne sois obligé de n'en mettre que tous les mois passés, pendant le reste de ma vie, qui ne sera peut-être pas longue, car j'ai soixante et douze ans passé; mais je me porte à merveille quand j'urine aisément. Par l'habitude de mettre mes bougies de jour je les garde mieux que la nuit, sans besoin d'uriner; j'en mets une tous les deux jours, elle me gêne peu ; je la garde cinq à six heures ; c'est ordinairement depuis quatre heures du soir jusqu'à dix que je me couche après l'avoir retirée. Je diminuerai après trois jours, ensuite à quatre, à cinq, à six et à huit jours, je continuerai pendant quelque temps à en mettre tous les huit jours.

Celles que vous m'avez envoyées les trois dernières fois par M. le comte de T...., mon gendre, qui allait les prendre chez vous et me les envoyait par la diligence, étaient plus fermes que les autres; elles ne se déroulaient pas dans le canal, elles ne faisaient que se gonfler, de sorte qu'en les retirant et les laissant sécher, au bout de quelques jours je pouvais les remettre, cela m'est arrivé huit ou dix fois.

Je vous envoie par la poste 20 francs pour les deux douzaines de bougies, vous voudrez donc bien mettre la petite boîte contenant les deux douzaines de bougies moyennes à la diligence de Lim...., adressée à M. le comte de C.... chevalier de Saint-Louis et de Saint-Lazare, à Roch...., et au reçu de votre lettre, j'enverrai chercher ma petite boîte.

Je vous serai obligé, mon cher docteur, de m'expédier le plus promptement possible, et de me donner vos avis s'il en est besoin.

Voici vingt-cinq ans que je me sers de vos bougies et que je m'en trouve très bien ainsi que mes amis; c'est pourquoi je vous en renouvelle toute ma reconnaissance, etc., etc.

P. S. Je provoque autant que je peux les urines; je fais beaucoup d'exercices à pied, et je me rappelle que dans nos entrevues à Paris vous m'avez toujours dit que cela ne pouvait me faire mal. Sa dernière datée de Bordeaux, le 10 juillet 1830, nous annonce qu'il jouit d'une parfaite santé, et nous demande quatre douzaines de bougies pour lui et pour deux amis.

Ces quatre observations et cette lettre sont sans doute suffisantes pour prouver l'efficacité des bougies œdaliques, contre les rétentions d'urine produites par le rétrécissement du canal de l'urèthre, et pour indiquer la marche à suivre dans le cas où cette maladie se trouve compliquée du virus vénérien, et les cas, en bien plus grand nombre, où elle en est exempte.

Mais il est des personnes que l'annonce d'une découverte pourrait effrayer, soit parce qu'on a abusé de ce mot bien des fois, ou soit enfin, parce qu'en médecine l'on sépare difficilement une découverte de l'idée d'un secret. Nous croyons donc nécessaire, pour les rassurer, de les prévenir, que la composition des bougies œdaliques était inconnue avant nous, puisque quelques recherches que nous ayons faites dans tous les ouvrages anciens ou modernes, français ou étrangers, nous n'en avons pu découvrir aucune trace, ni même celle d'aucune autre espèce de bougie qui puisse leur être comparée; que ce qui entre dans leur composition ne peut pas être un secret, puisque, sans avoir besoin de recourir à des analyses, même mécaniques, l'on peut, en les voyant, savoir parfaitement avec quoi elles sont faites, et se convaincre qu'elles ne sont point médicamenteuses, et qu'elles ne peuvent exposer à aucun danger ceux qui sont dans la nécessité d'en faire usage.

Cependant il serait possible que, malgré tout ce que nous avons dit des propriétés de ces nouvelles bougies, quelques personnes craignent encore que, trompé par nos désirs, nous ayons exagéré les éloges que nous avons cru devoir en faire : il est, nous le répétons, un moyen aussi sûr que facile de les convaincre, c'est d'en faire usage ; alors, nous n'en doutons pas d'après notre propre expérience, le jugement qu'elles en porteront, après en avoir employé une douzaine seulement, sera que nous n'avons rien avancé sur ces bougies qui ne soit de la plus exacte vérité.

Enfin nous croyons ne pouvoir trop engager les *docteurs en chirurgie* et les *officiers de santé* qui se vouent au traitement des maladies des voies urinaires, à les employer pour guérir ceux de leurs malades qui ont des rétentions habituelles d'urine anciennes, et dont la cause a son siége dans le canal de l'urèthre, et dont la guérison a résisté aux moyens sagement administrés qu'ils auront cru devoir employer.

Nous invitons aussi les hommes qui, par leurs savans écrits sur l'art de guérir, indiquent à ceux qui l'exercent les découvertes importantes à faire connaître les bougies œdaliques, comme l'a fait dans le temps le docteur Pipelet, dans son *Manuel des personnes attaquées de hernies*, voyez pag. 36 et 37.

Nota. Les bougies œdaliques ne se trouvent qu'à Paris, chez M. Lioult, docteur en chirurgie, rue de l'Échelle, n° 13. Le prix de la douzaine est de dix francs, prises chez l'auteur, et un franc de plus pour les départemens y compris la boîte.

Les docteurs et les officiers de santé qui désireraient en avoir toujours chez eux, joui-
ront d'une remise convenable pourvu qu'ils
en prennent plus de cinq douzaines à la fois.

CONSIDÉRATIONS

SUR LE ROB ANTI-SYPHILITIQUE

DE L'AUTEUR.

Nous avons cité plusieurs fois, dans le cours
de cet ouvrage, des cas où nous avons eu
recours à l'usage du Rob anti-syphilitique de
notre composition, pour guérir des maladies très graves. Nous nous devons à nous-
même et à notre position sociale de déclarer
et de prouver que ce n'est pas un remède secret; car, lorsque nous nous sommes fait recevoir docteur en chirurgie en 1804, M. Tou-
ret, président de l'Ecole, nous déclara que
notre admission à soutenir notre thèse avait
été ajournée parce que l'Ecole désirait connaître la composition de notre Rob, nous la
donnâmes de suite, écrite et signée de notre
main; dès le lendemain nous avons été admis

à soutenir la thèse et nous avons été admis au doctorat.

Quelques professeurs nous ayant observé qu'au lieu de faire bouillir telles plantes nous ferions mieux de nous borner à les faire infuser, nous avons suivi leurs conseils, et nous nous en trouvons très bien.

Notre long séjour dans les hôpitaux vénériens nous a mis à même de voir la syphilis sous toutes ses phases, et pendant que nous étions chirurgien en chef de l'hôpital de Maubuisson, près Pontoise, où nous avions neuf cents vénériens régulièrement présens à l'hôpital, nous avons fait des expériences comparatives de tous les moyens connus et usités pour le traitement de la syphilis dans tous les cas possibles, nous avions des salles où nous réunissions tous les malades que nous traitions par la même méthode. Nous tenions un journal exact des effets produits par chacune d'elles, et c'est d'après le résultat produit et constaté par plusieurs milliers de malades que nous avons jugé les diverses méthodes et que nous avons combiné les compositions de notre Rob.

Nous nous empressons de profiter de cette occasion pour prévenir les malades que le Rob n'est pas propre à guérir seulement les maladies syphilitiques, mais qu'il convient également pour guérir les dartres de toutes espèces, quelque anciennes et invétérées qu'elles soient, même les dartres de naissance.

Dans tous les temps les dartres ont été considérées sinon comme absolument incurables au moins comme très longues et très difficiles à guérir. L'insuffisance des moyens employés pour les combattre, l'assujettissement et les privations auxquelles il faut soumettre les malades, l'indocilité et le peu de patience de ces derniers, n'ont que trop justifié cette opinion. Cependant la multiplicité alarmante de ces maladies, les symptômes effrayans sous lesquels quelques unes d'entre elles se montraient, leur hérédité bien constatée, la multiplicité des formes sous lesquelles elles se montrent, ce qui les a fait comparer à un protée, ont dû exciter et ont excité en effet l'attention et les recherches des médecins ; les uns ne considérant ces maladies que comme maladies de la peau, ont conseillé des moyens topiques de toutes espèces ; ces moyens, comme palliatifs, ont soulagé les malades, mais n'en ont guéri aucun ; les autres, et c'est le

plus grand nombre, ont pensé que ces maladies de la peau étaient produites par un vice
du sang d'une nature particulière très opiniâtre et très difficile à détruire; ils ont employé
les dépuratifs à l'intérieur à très fortes doses
et continué pendant très long-temps; ils y ont
joint l'usage des topiques appropriés, et, lorsque le malade était docile et que le dépuratif
n'était pas très violent, ils ont obtenu des
guérisons.

C'est après avoir observé et suivi cette marche pendant longues années et sur un très
grand nombre de malades, que nous ne craignons pas d'affirmer aujourd'hui que, par l'u-
sage du Rob anti-syphilitique de notre composition, nous pouvons garantir la guérison
des dartres comme de la syphilis, ainsi que
par l'usage de nos bougies œdaliques nous
prévenons et nous guérissons les rétentions
habituelles d'urine. A nos yeux, ainsi qu'à
ceux de plusieurs de nos confrères et d'un
très grand nombre de nos malades, ces vérités sont démontrées d'une manière incontestable par l'expérience.

MÉTHODE

Suivant laquelle s'administre le Rob Anti-syphilitique.

Ce Rob est le résultat des lumières que trente années d'exercice et d'observations, *soit dans les hôpitaux vénériens*, soit dans notre pratique particulière, et au bord du lit même des malades, nous ont acquises; ainsi ce n'est point sur des spéculations mobiles, incertaines de l'esprit, mais sur la marche même de la nature, qu'a été calculée sa composition, et c'est sur trente-six ans d'expériences qu'est fondée la garantie de ses effets.

Le Rob anti-syphilitique, comme préparation plus ou moins mercurielle, n'est propre à guérir que les maladies vénériennes, les humeurs froides ou écrouelles, les *dartres de toute espèce*; les fleurs-blanches âcres et les laits répandus.

L'auteur en compose quatre modifications principales, sauf à multiplier encore ces quatre modifications, suivant l'état et l'espèce de maladie, et suivant l'âge, le sexe et le tempérament du malade. C'est ce qui le distingue des remèdes généraux, vulgairement appelés *selle à tous chevaux*.

Quelle que soit la modification du Rob que l'on aura adoptée, pour traiter la maladie, la manière d'en faire usage est toujours la même.

La dose du Rob sera dans tous les cas de *deux cuillerées à bouche*, mises dans un verre de grandeur ordinaire, que l'on remplit ensuite avec de l'eau froide en été, et dégourdie en hiver.

Le premier jour, le malade prendra une dose de Rob le matin, une heure avant de déjeûner.

Le second jour, il prendra le matin la dose de la veille, et toujours une heure avant de déjeûner; le soir de ce même jour il prendra une seconde dose une heure avant ou au moins trois heures après le souper, si le malade soupe, ou il la prendra en se couchant, s'il n'est pas dans l'habitude de souper.

Le troisième jour, le malade prendra une dose en se levant; il en prendra une seconde dose un heure après; mais il ne pourra toujour déjeûner qu'une heure après avoir pris cette seconde dose : le soir il en prendra une troisième dose, comme celle de la veille.

Pendant tout le temps que pourra durer le traitement, le malade prendra tous les jours *six cuillerées à bouche, de Rob, en trois doses* aux heures et de la manière indiquées pour le troisième jour.

Il est essentiel d'observer que chaque fois que l'on voudra prendre du Rob, il faudra que l'on secoue un peu la bouteille, afin que tout ce qui entre dans sa composition soit bien mêlé; c'est pourquoi, en commençant chaque bouteille, l'on en versera un peu dans un verre, afin de pouvoir bien mêler le reste; la première dose prise, l'on n'aura plus besoin d'en ôter; mais l'on continuera de la secouer chaque fois qu'on en prendra, jusqu'à ce que la bouteille soit vide.

Comme le Rob a la propriété de fortifier l'estomac et d'augmenter la vitesse de la circulation du sang, les femmes dont les règles coulent abondamment feront bien pendant qu'elles les ont le plus fort, de se borner à n'en prendre qu'une dose par jour, et le matin à jeûn.

Lorsque la maladie est récente et sans complication, et qu'en outre le malade observe bien le régime et ne se livre à aucun excès, cinq ou six bouteilles de Rob suffisent pour opérer une guérison radicale ; mais si la maladie est ancienne, grave et compliquée, qu'elle ait déjà été traitée infructueusement, ou qu'elle ait fait de grands ravages, ou que ce soit un vice dartreux, on sent que, dans ces cas, il est impossible d'assigner d'avance au juste le nombre de bouteilles qu'il faudra employer pour guérir la maladie ; mais ce qu'on peut affirmer c'est que jamais le Rob n'incommodera le malade. Toutes les fois qu'il en faudra plus de six bouteilles, le malade, après les avoir prises de suite, se reposera dix jours, pendant lesquels on le purgera une ou deux fois, suivant le cas ; après quoi il se remettra à l'usage du Rob, en en prenant *trois doses* par jour, et il continuera ainsi jusqu'à sa parfaite guérison. Pendant le cours du traitement, l'on purgera le malade autant de fois que son tempérament l'exigera ; mais s'il n'est affecté que d'une gonorrhée récente ou de fleurs-blanches, une seule médecine ordinaire après la guérison complète sera suffisante. Le régime à suivre

pendant le temps du traitement n'est que né-
gatif, puisqu'il se réduit à des privations et
encore si peu sévères, que même bien des
personnes se les imposent par des motifs de
raison et de tempérance.

Par exemple, le malade s'abstiendra de l'u-
sage des liqueurs et du café; mais il lui est
permis de prendre un verre de vin pur à son
dîner, et il le coupera avec moitié eau le reste
du jour. L'usage de la bière, du lait, du cidre,
des bavaroises, de la limonade, de l'orgeat, et
en général de toutes les boissons qui n'échauf-
fent pas, lui est aussi permis. Il en est de
même des alimens, si l'on en excepte les viandes salées, la salade et toutes espèces de cru-
dité qu'il doit s'interdire. Il peut manger suivant son appétit de toutes les viandes fraîches
et non fumées, accommodées suivant son
goût; il peut également manger de toute espèce de poissons et de légumes accommodés
à toutes les sauces. Quoique l'usage de fruits
crus soit interdit au malade, il peut en manger
de cuits. Il peut faire autant de repas et aux
heures qu'il a l'habitude de les faire, mais avec
cette condition expresse qu'il ne fera usage
de toutes ces choses qu'avec la plus grande
sobriété.

Il prendra de l'exercice, et vaquera à ses affaires comme s'il était en pleine santé; il aura soin de se tenir dans un degré de chaleur modéré. La propriété de ce Rob étant d'exciter la transpiration et la sécrétion des urines, le malade fera bien de prendre un bain de propreté tous les huit ou dix jours; mais si les circonstances ne lui permettaient pas de prendre des bains, sa guérison n'en serait pas moins radicale.

Un principe qui, en matière de *maladie syphilitique* ou dartreuse, nous paraît incontestable, c'est que, pour guérir le malade, il faut, non pas l'*affaiblir*, mais le *fortifier*; c'est pourquoi nous pensons que la clostration nuit à la guérison; que les boissons excessives, soit de *tisanes sudorifiques*, soit de bouillons ou autres, lui occasionnent ces tiraillemens d'estomac dont les effets sont d'ordinaire plus réellement douloureux que la maladie même à laquelle on les oppose.

Le Rob, au lieu de diminuer les forces vitales, les augmente; le malade acquiert de l'appétit et de l'embonpoint. Outre l'avantage si grand de ne pas *affaiblir* ni *maladifier*, le Rob est agréable au goût; il peut, sans altération dans ses propriétés, supporter les voyages même les plus longs, et se conserver pendant des années. (On en a analysé qui, transporté à Batavia, et rapporté à Paris, avait deux ans et demi de composition. L'analyse a prouvé qu'il était toujours le même, et de cinq bouteilles rapportées, l'on en a administré quatre qui ont produit les meilleurs effets.) Mais l'une de ses propriétés les plus essentielles, est, outre son efficacité, de n'exiger, pendant la durée du traitement, aucune autre boisson. De l'exercice, une bonne nourriture, une renonciation formelle à toute espèce d'excès ; tel est le genre de conduite auquel seul est astreint celui qui en fait usage, joint à cela la plus grande facilité de garder l'incognito.

Dans les maladies dont on présume que le traitement devra être très long, il est nécessaire de varier la modification du Rob administré, en commençant par la plus faible, tel que le n° 1, afin d'éviter que le corps habitué à une modification, le remède ne produisît plus l'effet désiré.

Il est encore essentiel de seconder l'effet du Rob par les remèdes extérieurs, lorsque la maladie l'exige ; c'est pourquoi M. Lioult prie les personnes qui ont besoin d'en faire usage, de venir le voir tous les cinq ou six jours, si elles sont à Paris, ou de lui écrire souvent, si elles sont dans les Départemens. Dans ce dernier cas, il les prie de lui peindre, avec le plus de fidélité et d'exactitude possibles, la gradation de leur état ; elles peuvent compter sur la plus grande discrétion ; ses réponses seront promptes et gratuites ; mais il est indispensable d'*affranchir* les lettres , car autrement elles resteraient au rebut.

M. Lioult , pour empêcher la contrefaçon du Rob, prévient que chaque bouteille porte une étiquette *signée de sa main*, et le numéro de la modification, et qu'enfin chaque bouteille est scellée et fermée par son cachet , et que la couleur de la cire varie suivant la modification.

Le prix de la bouteille de Rob est de vingt-quatre francs, prise chez l'Auteur, et de vingt-cinq francs y compris l'emballage seulement, pour les Départemens. Les médecins et les personnes peu fortunées continueront de jouir d'une remise qui les mettra à même de profiter des bienfaits de l'usage du Rob.

Les personnes qui, sans s'être primitive-ment adressées à M. Lioult, ou qui, sans vouloir être connues, désireraient cependant savoir de lui ce qu'elles doivent penser ou de leur santé, ou de l'efficacité des remèdes qu'on leur administre, peuvent, avec confiance lui manifester leurs inquiétudes; et en joignant douze francs au mémoire énonciatif de leur état, elles recevront par le courrier suivant la réponse motivée et circonstanciée qu'il conviendra d'y faire.

Enfin, pour ceux qui préféreraient à l'embarras de se faire traiter chez eux l'avantage très réel de l'être sous les yeux de l'auteur même du remède, M. Lioult les prévient qu'il a depuis long-temps établi une Maison de Santé, où se trouvent réunis, au secours de l'art, tous les soins qui en sont comme autant d'accessoires; et enfin tout ce qui peut accélérer le recouvrement de la santé. Les femmes enceintes y sont aussi admises pour y faire leurs couches. Les appartemens sont disposés de manière à faciliter le service, et à donner aux malades la faculté de garder *l'incognito*.

TABLE DES MATIÈRES.

FIN DE LA TABLE.

NOTE DES OUVRAGES

DU MÊME AUTEUR.

1° *Le Chirurgien par inclination*, in-8° broché, 1791 : prix 75 centimes ;

2° *Les Charlatans dévoilés*, in-8° broché, an 8 de la république (1800) : prix 1 fr. 50 c. ;

3° *Des Maladies Vénériennes*, ou Réflexions sur les nombreux abus qui se sont introduits dans leurs traitemens ; 2ᵉ édition ; un vol. in-8° broché ; an 10 de la république (1802) : prix 2 fr. 50 c. ;

4° *Considérations* sur les usages ou propriétés du Périoste dans la formation du *Cal* ; un vol. in-4° ; an 12 de la république (1804) : prix 3 francs ;

5° *Traité complet* de la Gonorrhée syphilitique, qui se manifeste chez les deux sexes, et des Maladies de l'urèthre qui en sont la suite ; un fort vol. in-8° broché ; 1808 : prix 6 francs.

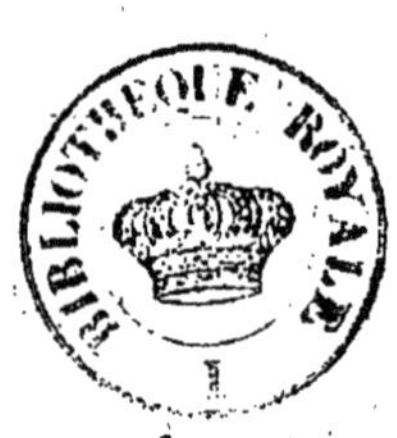